KAIST 장영 박사의 건강코칭 가이드
건강을 살리는 인체 시스템의 비밀 2

KAIST 장영 박사의 건강코칭 가이드

건강을 살리는 인체 시스템의 비밀 2

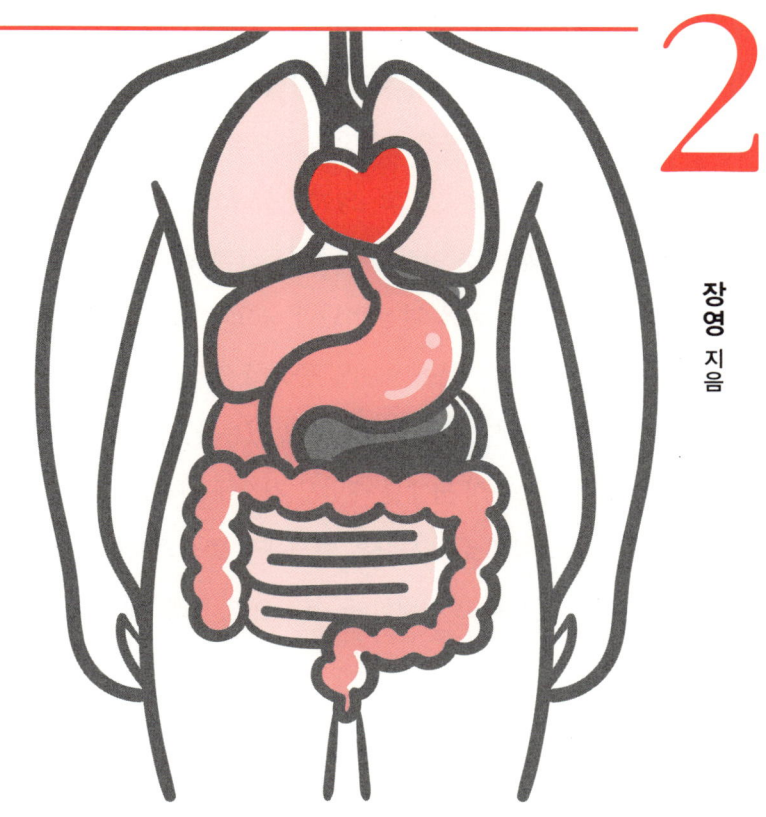

장영 지음

전나무숲

프롤로그

내 몸과 내 가정은 내가 지킨다

인간은 행복하기를 원한다. 행복하게 삶을 이어가기 위해서는 돈, 친구, 건강이 반드시 있어야 한다. 그중 제일 중요한 것은 건강이다. 건강을 잃으면 모든 것이 무너진다. 젊고 건강할 때는 건강의 중요성을 모른다. 아프거나 병약해지면 그제야 건강의 중요성이 절실하게 와 닿는다.

"돈을 잃으면 조금 잃는 것이고, 명예를 잃으면 많이 잃는 것이며, 건강을 잃으면 전부 잃는 것"이라는 비스마르크의 말을 근거로 내세우지 않더라도, 건강이 우리 삶을 결정할 만큼 중요하다는 말은 누구나 체감할 것이다. 그렇다면 여러분은 이처럼 중요한 건강을 유지하기 위해 지금 무엇을 하고 있는가? 무엇을 준비하고 있는가? 돈 때문에, 일 때문에, 시간이 없어서 등등의 핑계를 대면서 건강에 신경을 덜 쓰고 있지는 않은가? 현명하고 지혜로운 사람은 인생에서 중요하지만 급하지 않은 일을 최우선으로 준비하고 대비한다. 건강관리, 노후 대비가 바로 그런 일이다.

부모님 간병을 10년 이상 해오면서, 개인에게 건강이란 단지 나만의 문제가 아님을 뼈저리게 깨달았다. 내가 아프면 온 가족이 고통을 받는다. 어쩌면 독자 중에는 부모나 가족을 간병하느라 고통 속에 힘든 나날을 보내고 있는 분도 있겠다.

　사람은 누구나 죽는다. 늙어서 병들어 고생하면서 죽는다. 보통 죽음을 앞두고 여덟 번 수술하고 죽는다고 한다. 호흡이 힘들어 목에 구멍을 뚫고, 음식을 못 먹어서 위에 구멍을 뚫어 연명하고, 움직이지 못해 욕창으로 수술을 대여섯 번 하고 죽는다고 하지 않는가. 평생 모든 재산을 병원비로 탕진하고 죽는 게 요즘의 풍토다. 노년이 되면 돈도 명예도 학식도 다 필요 없다. 모든 것을 다 갖고도 건강을 잃으면 인생이 나락으로 떨어지고 가족들에게 민폐를 끼치는 천덕꾸러기가 된다.

　고등학교 친구인데, 명예퇴직을 했다. 여기저기 본인 건강도 안 좋은데 90세 노모를 일주일에 서너 번씩 이 병원 저 병원 모시고 다닌단다. 하루는 병원 대기실에 앉아 있는데 자신의 처지가 너무 서러워서 눈물이 났다고 한다. 자기도 몸이 힘들어 죽겠는데 아픈 노모를 봉양한다고 병원을 왔다 갔다 하니 본인 신세가 참으로 처량하게 느껴졌다고 한다. 얼마나 삶이 힘들고 고달팠으면 그랬을까? 겪어보지 않으면 모른다, 그 서글픔을.

　앞으로는 120세 시대, 150세 시대가 온다. 수명이 점점 늘어나고 있다. 지금은 기대수명이 80대 중반 정도이나 건강수명은 70대 중반이다.

즉 혼자 힘으로 누구의 도움도 받지 않고 건강을 유지하며 살아갈 수 있는 나이가 70대 중반까지다. 그런데 건강수명은 기대수명이 느는 만큼 늘지 않고 있다. 병원에 입원하거나 요양병원 침대에 누워서 죽을 때까지 오래 산다는 것이다. 그래서 그냥 오래 사는 게 중요한 게 아니라 건강하게 오래 사는 게 중요하다. 건강이 무너지면 모든 것이 무너진다.

건강수명을 늘려야 한다. 그러려면 약으로 기대수명을 늘리는 것보다 건강하게 오래 살 수 있도록 건강수명 관리에 더 힘써야 한다. 무엇보다 지금의 치료 중심, 약물 중심, 병원 중심의 해법으로는 한계가 있고, 앞으로는 바른 식습관과 생활습관을 안내하고 교육하는 커뮤니티 중심, 예방 중심, 건강코칭 중심으로 건강 해법이 변화되어야 한다.

미리부터 건강법에 대해 배우고 건강관리를 해나가야 건강수명을 늘릴 수 있고 건강한 인생, 행복한 인생을 살 수 있다. 나이 들어 병원비로 재산을 탕진하고 비참하게 죽지 않으려면 미리미리 건강법을 공부해야 한다. 혼자서는 못 하기에 옆에서 올바로 건강코칭을 해주는 전문가가 있어야 한다.

120세 시대에는 건강코칭을 해줄 수 있는 전문가들이 많이 양성되어야 할 것이다. 지금 필자가 하는 일이 바로 그런 일이다. 의사나 병원에서 할 수 없는 일, 정부에서 할 수 없는 일, 그렇지만 누군가는 건강한 국가와 사회를 만들기 위해서는 해야 하는 일. 그것이 건강코칭으로, 사람들이 건강한 삶을 살 수 있도록 돕는 일이다.

건강은 건강할 때 지킬 수 있다. 건강을 잃고 병원을 전전하게 되면 그때는 이미 늦다. 마음이 조급해져서 의사만 바라보고 약만 충실히 복용하게 된다. 약을 한 번이라도 빼 먹으면 당장 죽을 것처럼 겁을 먹고 밥보다 더 잘 챙겨먹으려고 하는 것은 약의 기전을 제대로 몰라서 약에 의존하는 것이다.

많은 사람이 몸이 아프면 병원 가서 진찰을 받고 약을 먹거나 수술을 한다. 그렇다고 병이 낫던가? 건강이 눈에 띄게 좋아지던가? 몸이 아프면 병원을 가는데, 해가 갈수록 암 환자들이 늘어나고 고혈압·당뇨병 환자들이 점점 더 늘고, 비만 환자는 또 어떤가? 주변에 들도 보도 못한 질병을 앓고 있는 사람은 또 얼마나 많은가. 암, 고혈압, 당뇨병, 고지혈증, 관절염 등의 만성질환은 약으로는 낫지 않는다는 것이 이미 자명해지지 않았는가.

필자 또한 고혈압에 부정맥에 눈핏줄 터짐에 여러 질병으로 병원을 전전하다가 병원에서 치료받지 못해 좌절하게 되면서 현대의학의 한계를 깨닫게 되었다. 내 병은 내가 고치지 않으면 죽겠다는 생각이 들었다. 그래서 건강에 대한 책과 강의를 집중적으로 듣고 공부하면서 건강원리를 터득하게 되었다. 그 건강 원리를 적용해보니 내가 20여 년 동안 앓아 왔던 지병을 3개월 만에 고치게 되었다. 아직도 의사들은 혈압이 높은 사람, 특히 필자처럼 대학생 때부터 혈압이 높은 사람들을 보면 부모의 고혈압 여부를 물어보고 대부분 본태성 고혈압이라고 진단한다. 본태성 고혈압이라는 말은 본래 태어나기를 고혈압 환자로 태어나서 평생 못 고친다는 의미로 지어진 병명이다. 유전이라 어쩔 수 없다며 혈압강하제만 처방할 뿐이다.

의사들의 말대로라면 필자는 지금도 혈압이 높아야 한다. 하지만 대학생 때 95~155 안팎이던 혈압이 40여 년이 지난 지금은 73~127 안팎으로 안정적인 수치를 유지하고 있다. 고혈압, 부정맥, 눈핏줄 터짐 등의 병증도 없다. 20년이 넘도록 말이다. 그동안 약을 먹어 왔냐고? 천만에 만만에다. 약은 일절 먹지 않는다. 음식과 영양제, 약간의 운동 등 생활습관 교정만으로 건강을 유지하고 있다.

그러한 경험을 통해, 주위에 아픈 사람들에게 건강정보를 나누고 조언해주다 보니 본의 아니게 건강코치가 되었다. 졸저《시크릿! 건강 핸드북》을 써서 건강법을 알리다 보니 건강법을 좀 더 전문적으로 배우고 싶어 하는 분들이 생겨서 건강 문진하는 방법과 영양요법을 포함한 자연요법을 가르치게 되었다. 2010년부터는 '오픈건강교실 10주 과정'과 '건강코칭 교실 10주 과정'을 강의해 왔다. 1년 365일 매주 1회 금요일과 토요일 저녁 90분씩 강의하는데, 현재 두 과정 모두 58기가 배출되었다. 수료증도 준다. 코로나19 이후로는 줌(Zoom)으로 강의하는데, 기수마다 300~400명씩 수강한다. 앞으로 더 늘어날 것으로 본다. 강의 내용이 바로 이 책에 실린 내용이다. 이 책이 곧 강의 교재인 셈이다.

누군가의 건강을 조언하려면 우리 몸의 오장육부 구조와 기능 정도는 알아야 한다. 단편적으로가 아니라 오장육부가 어떻게 유기적으로 영향을 주고받는지를 알아야 한다. 수술할 전문가가 아니라면 해부학적으로 깊이 알 필요는 없지만, 그래도 건강코치를 잘하려면 오장육부의 기능과 역할을 아는 정도는 되어야 한다. 그래야 약의 기전을 이해할 수 있고, 몸에서 나타나는 증상과 반응의 원인을 알고 대처할 수 있기 때문이다.

그런데 인체의 오장육부에 대해 공부하려면 막상 공부할 만한 책이 없다. 대부분의 책들은 전문가들이 쓴 것이라서 어떤 한 장기에 대해 깊게 썼거나 해부학적으로 설명한 것이거나 대학교재용이 대부분이다. 이런 책들은 의료 분야 종사자들을 위한 책이다. 일반인이 읽고 이해하기에는 쉽지 않다.

그래서 이 책은 일반적인 건강법이나 자연의학, 대체의학, 영양요법 등을 공부하는 분들을 위해 썼다. 오장육부를 개별 장기가 아니라 인체 통합적 측면에서 설명하고자 했고, 개별 장기에서 중점적으로 건강을 체크해봐야 할 사항들도 정리해놓았다. 의사의 관점이 아닌 자연의학자의 관점에서 서술한 것이다. 자신의 몸을 이해하고 누군가를 건강코칭 해주기 위해 알아야 하는 정도까지는 설명해놓았다. 그 수위를 조절하는 데 고심을 했지만, 현장에서 건강문진이나 자문을 해본 분들은 큰 도움이 될 것으로 생각한다.

처음에는 용어가 낯설어 어려울 수 있으나, 가급적 쉽게 원리를 써놓았으니 두세 번 읽으면 누구나 이해할 수 있을 것이다. 20대부터 70대까지 강의를 하고 가르쳤을 때 대부분 이해하는 데 무리가 없었으니 독자들도 용기 내어 완독해보시기 바란다. 부디 잘 습득하셔서 본인은 물론 가족의 건강까지, 더 나아가 친구나 이웃의 건강도 챙길 수 있는 여러분이 되면 더 큰 보람이 없겠다.

모두 건강하시고. 행복하시고, 하시는 일에 큰 성취와 보람 있으시길 기원한다.

_서래마을에서 **장영**

차례

프롤로그_ 내 몸과 내 가정은 내가 지킨다   4

6강 _ 우리 몸의 기둥, 뼈와 척추

평생 삶의 활기를 책임진다   18
뼈는 어떻게 생기고, 어떤 일을 할까?   20
뼈가 건강하지 않을 때 생기는 일들   23
   뼈의 건강 상태를 나타내는 주요 지표   29
   류마티스관절염을 알 수 있는 주요 지표   31
뼈 건강은 이렇게 개선하자   32
척추디스크는 도대체 어떤 질병일까?   36
척추 건강은 이렇게 개선하자   40

7강 _ 우리 몸의 지휘자, 호르몬

인체가 항상성을 유지할 수 있는 이유   44
내분비계란 무엇이며, 호르몬은 어떤 일을 할까?   46
   add INFO 부신 기능의 저하로 생기는 질환들   54
뇌와 장, 그리고 호르몬의 밀접한 관계   59
   add INFO 불면증의 원인은 호르몬 불균형   61
환경호르몬을 피해야 하는 이유   63

8강 _ 우리 몸의 방어군, 피부와 면역세포

깐깐하게 신체를 보호하는 기관들   68
피부는 어떻게 우리 몸을 보호할까?   70
피부가 건강하지 않을 때 생기는 일들   76
    피부의 건강 상태를 나타내는 주요 지표   79
피부 건강은 이렇게 개선하자   81
    add INFO 피부 건강을 지키는 생활습관 & 식이요법   83
면역세포는 어떻게 우리 몸을 지킬까?   85
면역체계에 문제가 있을 때 생기는 일들   92
    add INFO 병원체 침투 시 백혈구 활동의 메커니즘   96
    면역 상태를 나타내는 주요 지표   98
면역력은 이렇게 강화하자   99

9강 _ 우리 몸의 정체성, 생식기관

생명의 탄생과 건강한 삶을 위한 조건   104
여성 생식기관은 어떤 일을 할까?   105
여성 생식기관이 건강하지 않을 때 생기는 일들   111
    자궁의 건강 상태를 나타내는 주요 지표   117
여성의 유방은 어떤 일을 할까?   118

유방이 건강하지 않을 때 생기는 일들　120
　유방의 건강 상태를 나타내는 주요 지표　122
여성 생식기관 건강은 이렇게 개선하자　123
남성 생식기관은 어떤 일을 할까?　125
전립선이 건강하지 않을 때 생기는 일들　131
　남성 생식기의 건강 상태를 나타내는 주요 지표　133
남성 생식기관 건강은 이렇게 개선하자　134

10강 _ 우리 몸의 먹이, 영양소(비타민·미네랄·단백질)

에너지 대사와 혈액을 살리는 필수 영양소　138
천연비타민과 합성비타민, 제대로 알고 선택하자　140
오장육부를 살리는 대표 영양소　144
비타민을 꼭 챙겨야 하는 이유　149
미네랄을 꼭 챙겨야 하는 이유　163
　add INFO 합성칼슘과 천연칼슘은 어떻게 다를까?　167
단백질과 아미노산을 꼭 챙겨야 하는 이유　187
　add INFO 동물성 단백질과 식물성 단백질은 어떻게 다를까?　190

에필로그　205
감사의 글　208
참고 자료&문헌　210

● KAIST 장영 박사의 건강코칭 가이드 《건강을 살리는 인체 시스템의 비밀 1》의
  차례를 간략히 소개하니 참고하십시오.

1강 _ 우리 몸의 기초, 혈액과 혈관

원활한 혈액 순환이 건강의 척도
혈액 속엔 무엇이 있을까?
혈액은 어디서 어떻게 만들어지나?
혈액이 건강하지 않을 때 생기는 일들
혈관은 무엇이며 어떤 역할을 할까?
혈관이 건강하지 않을 때 생기는 일들
혈액과 혈관 건강은 이렇게 개선하자
림프관과 림프절이 하는 일

2강 _ 우리 몸의 뿌리, 위와 장

위와 장은 에너지 공급원
위와 장이 망가지면 몸은 어떻게 변화할까?
음식 섭취부터 소화까지, 어떤 기관들이 관여할까?
위가 건강하지 않을 때 생기는 일들
위 건강은 이렇게 개선하자
소장은 어떤 일을 할까?
소장이 건강하지 않을 때 생기는 일들
소장 건강은 이렇게 개선하자

대장은 어떤 일을 할까?
대장이 건강하지 않을 때 생기는 일들
대장 건강은 이렇게 개선하자
췌장은 어떤 일을 할까?
췌장이 건강하지 않을 때 생기는 일들
췌장 건강은 이렇게 개선하자

3강 _ 우리 몸의 중심, 간과 신장

해독 기능으로 혈액을 깨끗이 관리한다
간이 인체의 화학공장인 이유?
간이 건강하지 않을 때 생기는 일들
간 건강은 이렇게 개선하자
담낭은 어떤 기관일까? 담석은 왜 생길까?
담낭이 건강하지 않을 때 생기는 일들
담낭 건강은 이렇게 개선하자
신장은 우리 몸에서 어떤 일을 할까?
신장이 건강하지 않을 때 생기는 일들
신장 건강은 이렇게 개선하자
방광은 배설기관이자 소화기관
몸의 순환 시스템을 알아야 병을 고칠 수 있다

4강 _ 우리 몸의 엔진, 심장과 폐

심장과 폐는 긴밀히 협력하며 생명을 유지한다
심장은 어떻게 생명 유지에 기여할까?
심혈관이 건강하지 않을 때 생기는 일들
심혈관 건강은 이렇게 개선하자
폐는 어떻게 우리 몸에 산소를 공급할까?
폐가 건강하지 않을 때 생기는 일들
폐 건강은 이렇게 개선하자

5강 _ 우리 몸의 관제탑, 뇌·눈·귀

신경계와 감각 기능을 담당, 삶의 질을 좌우한다
뇌는 어떻게 생겼으며, 어떤 일을 할까?
뇌가 건강하지 않을 때 생기는 일들
뇌 건강은 이렇게 개선하자
눈은 어떻게 사물을 볼까?
눈이 건강하지 않을 때 생기는 일들
눈 건강은 이렇게 개선하자
귀는 어떻게 소리를 들을까?
귀가 건강하지 않을 때 생기는 일들
귀 건강은 이렇게 개선하자

6강
우리 몸의 기둥, 뼈와 척추

뼈와 척추가 없었다면, 과연 우리는 걷고 뛰고 움직일 수 있었을까? 절대 그러지 못했을 것이다. 건강한 뼈와 척추는 자유롭고 원활한 움직임을 지원하여 일상 활동을 수행할 수 있게 한다. 뼈와 척추에 질환이 있으면 이동의 제한을 받게 된다. 뼈와 척추에 대해 제대로 알고 앞으로 어떻게 해야 뼈와 척추의 건강을 지킬 수 있는지도 알아보자.

평생 삶의 활기를 책임진다

뼈와 척추는 인체의 골격을 이루는 중심 구조로, 근육과 인대의 협력 아래 신체를 지지하고 움직이며 내부 장기를 보호하는 중요한 역할을 한다. 따라서 이들의 건강 상태는 신체 기능 전반과 삶의 질에 지대한 영향을 미친다. 건강한 뼈와 척추는 자유롭고 원활한 움직임을 가능하게 하며, 반대로 이들에 질환이 생기면 이동이 제한되고 통증이 유발되어 삶의 질이 급격히 저하될 수 있다.

원활한 움직임 외에도 뼈가 우리 몸에서 하는 일은 아주 다양하다.

- **구조적 지지**: 뼈는 신체의 형태를 유지하고, 근육이 부착되어 움직임을 돕는다.
- **내부 장기 보호**: 뇌, 심장, 폐 등 중요한 장기를 물리적으로 감싸 보호한다.
- **혈액세포 생성**: 골수에서 적혈구, 백혈구, 혈소판 등의 혈액세포를 생

성한다.
- **미네랄 저장 및 방출**: 칼슘, 인 등 미네랄을 저장하고 필요할 때 혈액으로 방출해 신체 대사를 조절한다.

척추는 우리 몸을 지탱해주는 것은 물론 아래와 같은 중요한 기능도 한다.

- **신경 보호**: 척추관 안에 위치한 척수를 보호하며, 뇌와 신체 각 부위를 연결하는 신경 경로를 제공한다.
- **유연성 제공**: 척추는 다양한 방향으로 굽히고 비틀 수 있어 일상적인 움직임을 가능하게 한다.
- **충격 흡수**: 척추 사이의 디스크는 상체로부터 오는 충격을 흡수해 분산시키는 완충 작용을 한다.

이처럼 뼈와 척추는 우리 몸의 균형과 기능을 유지하고, 외부 자극으로부터 신체를 보호하는 핵심 기관이다. 구조와 기능에 대한 이해를 바탕으로 관련 질환을 예방하고, 생활습관과 부족한 영양을 개선하는 노력이 필요하다. 건강한 뼈와 척추는 노후까지 활발히 움직이며 삶을 누리게 하는 핵심 조건이다.

뼈는 어떻게 생기고, 어떤 일을 할까?

뼈는 인체의 골격을 구성하는 단단한 조직으로, 신체의 형태를 유지하고 외부 충격으로부터 뇌, 심장, 폐 등 중요한 장기를 보호하는 역할을 한다. 또한 뼈에는 근육이 부착되어 있어 근육 수축 시 힘줄을 통해 움직임이 가능해진다. 뼈 내부에는 골수라는 부드러운 조직이 있어 적혈구, 백혈구, 혈소판 등 혈액세포를 생성하며, 칼슘과 인 등 무기질(미네랄)을 저장하고 필요시 혈중으로 방출하는 기능도 수행한다.

뼈의 구조와 성분

사람의 골격은 약 206개의 뼈로 이루어져 있으며, 길이에 따라 긴뼈(장골)와 짧은뼈(단골)로 구분된다. 장골은 팔, 다리, 손가락, 발가락 등에 위치하고, 단골은 손목, 발목 등에 위치한다. 이 뼈들은 관절을 통해 연결되며, 관절은 뼈와 뼈 사이를 유연하게 움직일 수 있도록 돕는다. 관절은 움직임의 범위에 따라 자유관절과 고정관절 등으로 구분된다.

뼈의 구조

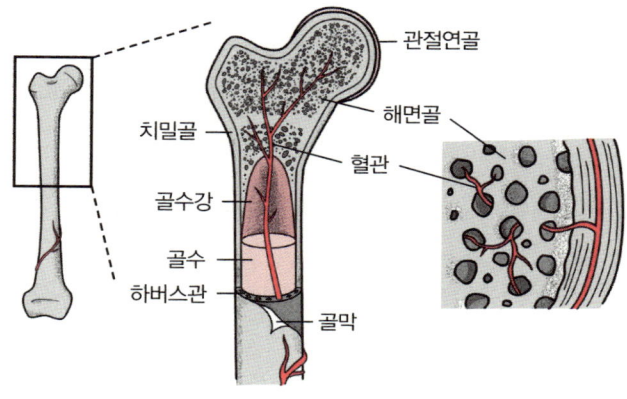

뼈는 비교적 단단하면서도 가벼운 복합 구조로, 60~70%의 무기 성분(칼슘, 인 등)과 20~30%의 유기 성분(주로 콜라겐), 그리고 10~20%의 수분으로 구성되어 있다. 무기 성분은 압축력을, 유기 성분은 탄성과 유연성을 부여한다. 뼈의 외부는 치밀골(겉질뼈), 내부는 해면골(속질뼈)로 구성되어 있으며, 특히 치밀골은 하버스계 또는 오스테온이라는 단위 구조로 이루어져 있어 철근 콘크리트처럼 견고하다.

뼈의 생성과 재형성

뼈는 끊임없이 새로 만들어지고 재구성되는 동적인 조직이다. 이 과정은 '골질 형성'(골질 증생)과 '골질 흡수'(골질 분해)가 균형을 이루며 반복된다. 골질 형성은 조골세포(osteoblast)가 콜라겐과 미네랄을 침착시켜 새로운 뼈 조직을 만드는 과정이고, 골질 흡수는 파골세포(osteoclast)가

기존 뼈를 분해해 미네랄을 혈중으로 방출하는 과정이다. 조골세포는 골모세포에서 분화되어 형성되며, 주로 성장기 동안 활발히 작용해 뼈의 길이와 두께를 증가시킨다. 파골세포는 대식세포 계열의 세포로, 노화되거나 손상된 뼈를 제거해 뼈 구조의 항상성을 유지한다. 이들의 활동은 호르몬 신호와 다양한 사이토카인에 의해 조절된다.

이렇듯 조골세포와 파골세포는 서로 상호작용하며 골질 증생과 흡수를 반복해 뼈의 구조적 안정성과 기능을 유지한다. 이 균형이 깨질 경우 골다공증과 같은 뼈 질환이 발생할 수 있다. 건강한 뼈를 유지하기 위해서는 칼슘과 비타민D를 충분히 섭취하고, 규칙적인 운동과 균형 잡힌 식사를 실천하는 것이 중요하다. 뼈는 손상되어도 스스로 재생할 수 있는 능력이 있는 조직이지만, 재형성 속도는 연령과 생활습관에 따라 달라지므로 평소 꾸준한 관리가 필요하다.

뼈가 건강하지 않을 때 생기는 일들

뼈는 단단하고 견고하지만, 체내 대사와 노화, 생활습관의 영향을 지속적으로 받기 때문에 다양한 질환이 생길 수 있다. 대표적인 뼈 질환은 아래와 같다.

- **골다공증**: 뼈의 밀도와 강도가 감소하여 쉽게 골절되는 질환이다. 뼈 속 칼슘과 미네랄이 빠져나가면서 내부가 스펀지처럼 비게 되고, 이로 인해 대퇴골, 척추, 요추 등에서 골절 위험이 높아진다. 특히 폐경기 여성과 노인에게 흔히 발생한다.
- **골관절염**: 관절을 덮는 연골이 닳거나 손상되면서 뼈끼리 맞닿아 통증과 염증이 발생하는 만성질환이다. 노화나 반복적인 관절 사용, 과체중, 스포츠 손상 등이 원인이며, 무릎·엉덩이·손가락 관절 등에 주로 나타난다.
- **류마티스관절염**: 면역 체계의 이상으로 관절 내막에 염증이 생기는 자

가면역질환이다. 골관절염과 달리 나이와 무관하게 발생하며, 아침에 관절이 뻣뻣하거나 양쪽 관절에 대칭적으로 염증이 생기는 것이 특징이다.

- **골절**: 뼈가 외부 충격이나 낙상 등으로 부러진 상태로, 노인에서는 골다공증으로 인해 쉽게 발생한다. 뼈의 위치나 골절 형태에 따라 회복 기간과 치료 방법이 달라진다.
- **골육종**: 뼈 조직에서 발생하는 악성종양으로, 주로 청소년기와 성장기 뼈에 많이 생긴다. 빠른 성장과 유전적 요인이 발병과 연관된다.
- **골절선**: 육안으로 뚜렷이 확인되지 않지만 X-ray에서 발견되는 미세 골절 흔적으로, 운동 후 통증 등으로 발견되기도 하며 초기에는 특별한 증상이 없다.
- **골연화증**: 칼슘이나 비타민D가 부족하여 뼈가 제대로 석회화되지 못해 뼈가 약하고 부드러워지는 질환이다. 성인에게 발생하며, 어린이에게서 발생하면 구루병으로 불린다.
- **다발골수종(골수종)**: 골수 내 형질세포가 비정상적으로 증식하여 뼈를 파괴하고 골절을 유발하는 혈액암의 일종이다. 통증과 함께 빈혈, 신장 손상 등이 동반될 수 있다.

이 중에서도 골다공증, 골관절염, 류마티스관절염은 중장년기 이후의 건강과 삶의 질에 큰 영향을 주기 때문에 특히 주의가 필요하다.

골다공증

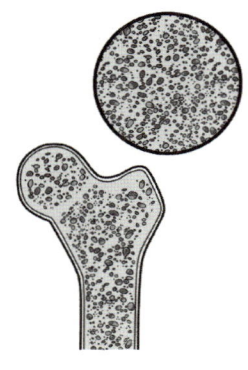
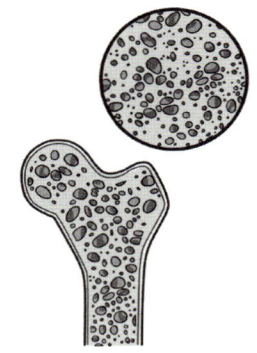

정상적인 뼈의 밀도   골다공증인 뼈의 밀도

골다공증

골다공증은 뼈의 밀도와 강도가 감소하여 쉽게 골절되는 질환으로, 뼈가 부실해지는 상태를 의미한다. 주로 노인과 폐경기 여성에게 많이 발생하지만, 젊은 층에서도 나타날 수 있다. 뼈는 끊임없이 생성과 흡수 과정을 반복하는 동적인 조직인데, 새로운 뼈 형성보다 분해가 많아지면 뼈의 질량이 감소하면서 골다공증이 발생한다.

뼈의 생성과 관련된 세포에는 파골세포와 조골세포가 있다. 파골세포는 기존 뼈 조직을 흡수하고 분해하여 무기 성분을 혈액으로 방출하는 역할을 하며, 조골세포는 콜라겐과 무기 성분을 침착시켜 새로운 뼈를 만드는 역할을 한다. 이 두 세포의 균형이 유지되어야 뼈의 건강이 유지되는데, 균형이 깨질 경우 골다공증 같은 뼈 질환이 생길 수 있다. 골질 증생과 골질 투기의 균형은 성장기부터 중장년기까지 꾸준한 건강 관리로 유지해야 한다.

골다공증은 대개 증상이 없고 조용히 진행되기 때문에 '조용한 질환(silent disease)'이라 불리며, 대부분 골절을 통해 발견된다. 특히 척추, 대퇴골, 손목 등의 부위에서 골절이 잘 발생하며, 사소한 충격이나 낙상에도 쉽게 뼈가 부러질 수 있다. 고령자의 경우 고관절 골절은 회복이 어렵고 장기적인 침상 생활이나 사망으로 이어질 수 있다.

골다공증의 주요 증상은 아래와 같다.

- **골절**: 뼈가 약해져 가벼운 충격에도 허리, 손목, 대퇴골(엉덩이뼈) 등에서 골절 발생 빈도가 높아진다.
- **키 감소**: 척추뼈의 압박으로 인해 키가 줄어든다.
- **허리 통증**: 척추뼈의 미세 골절로 인해 만성적인 요통이 발생할 수 있다.
- **자세 변화**: 구부정한 자세나 척추 변형이 나타날 수 있다.
- **피로감**: 지속적인 통증이나 활동 제한으로 인한 피로가 동반될 수 있다.

골다공증은 크게 원발성과 속발성으로 나뉜다. 원발성 골다공증은 폐경이나 노화 등 자연적인 생리 변화로 발생하며, 속발성은 갑상선기능항진증, 류마티스관절염, 위장 질환 등 다른 질환에 의해 유발된다. 골다공증은 20대 중반 이후 점차 뼈 질량이 감소하면서 중년기부터 서서히 진행된다. 골다공증 치료는 완전한 치료보다는 진행을 늦추고 골절을 예방하는 것이 목표이자 핵심이다. 병원에서는 골다공증 치료에 주로 호르몬 요법과 약물요법을 쓰고 있다.

- **호르몬 요법**: 폐경기 여성에게서 에스트로겐 감소는 골다공증의 주요 원인 중 하나이다. 이에 따라 에스트로겐 보충 또는 선택적 에스트로겐 수용체 조절제(SERM, 예: 라록시펜)를 통해 뼈 손실을 줄이고 골절 위험을 감소시킬 수 있다.

- **약물요법**

  비스포스포네이트 계열: 알렌드로네이트, 리세드로네이트, 이반드로네이트, 졸레드로네이트 등의 약물로 뼈 흡수를 억제하여 골밀도를 유지한다.

  테리파라타이드: 부갑상선호르몬 유사체로, 뼈 생성을 촉진하는 작용을 한다.

  데노수맙: 뼈 흡수를 억제하는 주사제 형태의 항체 치료제로, 폐경 후 여성에서 골절 예방 효과가 입증되었다.

예방을 위해서는 칼슘과 비타민D를 충분히 섭취하고, 체중 부하 운동과 근력 운동을 규칙적으로 실천하는 것이 중요하다. 또한 건강한 식습관을 유지하고 흡연과 과도한 음주를 피해야 한다. 조기 발견과 생활습관 개선으로 골다공증의 진행을 막을 수 있다.

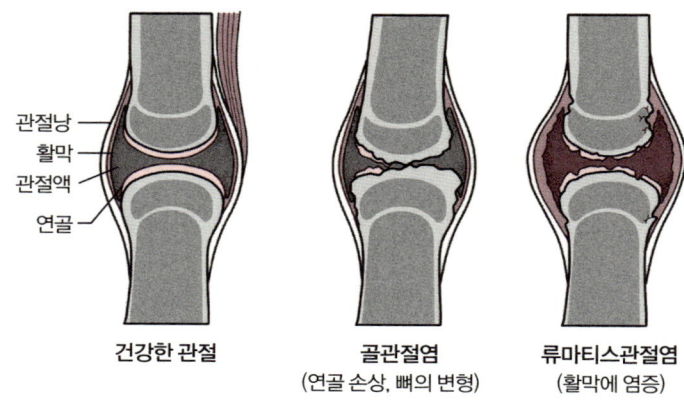

관절의 구조와 질환

건강한 관절 / 골관절염 (연골 손상, 뼈의 변형) / 류마티스관절염 (활막에 염증)

관절낭, 활막, 관절액, 연골

골관절염

골관절염은 관절 연골이 반복적인 사용과 노화로 인해 점차 마모되면서 발생하는 퇴행성 관절 질환이다. 관절은 두 개 이상의 뼈가 만나는 부위로 뼈의 끝은 연골로 덮여 있으며, 그 사이에는 마찰을 줄여주는 관절액이 존재한다. 이 연골이 닳아 없어지면 뼈와 뼈가 직접 맞닿아 통증과 염증, 운동 제한을 초래하게 된다.

윤활관절의 구조는 관절낭, 활막, 관절액으로 이루어져 있으며, 이 구조의 손상이 골관절염의 주요 원인이 된다. 활막은 관절액을 생성하여 연골 표면을 부드럽게 하고 마찰을 줄이는 역할을 하며, 관절액은 히알루론산과 루브리신 등의 성분으로 구성되어 점성과 영양 공급 기능을 담당한다.

골관절염은 무릎, 고관절, 손가락, 척추 등 체중 부하가 많은 관절에서 주로 발생하며, 50세 이상에서 흔하게 진단된다. 통증은 활동 시 악화되고 휴식 시 완화되는 특징이 있으며, 진행되면 관절 변형과 운동 범위 제한이 동반된다.

연골 및 관절액 구성 성분인 글루코사민, 콘드로이틴, 히알루론산, 콜라겐, 비타민C, 보스웰리아 추출물 등이 보충제로 사용되는데, 일부 연구에서는 이 보충제들이 통증 완화 및 연골 보호에 도움이 될 수 있다고 보고하고 있다. 그러나 그 효과는 개인차가 있으므로 전문가와의 상담 후 섭취하는 것이 바람직하다. 예방과 관리를 위해서는 체중 조절, 무리한 관절 사용 줄이기, 수영·자전거 타기 같은 관절에 무리가 가지 않는 운동을 꾸준히 실천하기, 적절한 휴식과 보행 습관 개선하기 등의 관리가 필요하다.

뼈의 건강 상태를 나타내는 주요 지표

- **골밀도** : 일반적으로 이중 에너지 X선 흡수계측법(DXA)을 통해 측정되며, 골다공증 진단의 표준 지표로 사용된다. 주로 엉덩이, 척추, 손목 부위를 검사한다.
- **골절 여부** : 골절은 뼈의 약화와 직접적으로 연관되며, 특히 노인에서 골다공증의 중요한 합병증으로 평가된다.
- **골표지자** : 뼈의 형성과 흡수에 관련된 혈액검사 결과이다. 대표적인 골표지자에는 알칼리인산분해효소(Alkaline-Phosphatase), 오스테오칼신, 뼈 특이 알칼리인산분해효소 등이 있다.
- **혈청 비타민D 및 칼슘 수치** : 혈액 내 비타민D와 칼슘 농도는 뼈의 건강과 무기질 대사에 중요한 역할을 한다.
- **호르몬 수치** : 에스트로겐과 테스토스테론 수치는 뼈의 건강과 직접적으로 관련되며, 특히 폐경 여성에게서 중요한 지표로 활용된다.

류마티스관절염의 주요 증상은 아래와 같다.

- **관절 통증**: 주로 아침이나 휴식 후에 관절 통증이 심해진다.
- **관절 부종**: 염증으로 관절이 붓는다.
- **관절 강직**: 아침에 관절이 뻣뻣해 움직이기 어렵다.
- **피로감**: 만성피로가 동반된다.
- **발열과 체중 감소**: 일부 환자는 발열과 체중 감소가 나타난다.

일부에서는 당도가 높은 식품을 즐겨 먹을 경우 나트륨 결핍을 초래하고 산을 중화시키지 못해 류마티스관절염이 발병한다는 의견이 있고, 또 일부 의견으로는 골질 증생과 칼슘화, 식이유황 결핍이 관절 변형에 영향을 준다고 보기도 한다. 따라서 설탕 섭취를 줄이고 미네랄이 풍부한 천일염과 파·마늘·생강 등 식이유황 함량이 높은 식품을 포함하는 식단이 도움이 될 수 있다. 당분과 가공식품의 섭취를 줄이고 균형 잡힌 식습관을 유지하면 증상 완화와 삶의 질 개선에 도움이 된다.

병원 치료는 항염증제, 스테로이드, 면역조절제, 생물학적 제제 등을 사용하여 증상을 완화하고 관절 손상을 예방하는 데 목적이 있다.

류마티스관절염을 알 수 있는 의학적 주요 지표

- 골밀도(BMD) : 뼈의 강도와 밀도를 측정하여 골다공증 등 동반 뼈 질환 여부를 확인한다.

- 염증반응 수치(CRP, ESR) : 몸 안의 염증 상태를 나타내는 지표로, 류마티스관절염에서 상승하는 경우가 많다.

- 류마티스 인자(RF) : 혈액검사로 자가항체의 존재를 확인해 진단과 경과 관찰에 사용된다.

- 항CCP 항체(Anti-CCP) : 류마티스관절염의 특이도가 높은 자가항체 검사로 진단에 중요한 역할을 한다.

뼈 건강은
이렇게 개선하자

뼈 건강을 지키고 유지하려면 올바른 식이요법과 균형 잡힌 영양요법, 생활요법을 함께 실천하는 것이 중요하다.

식이요법

적절한 칼로리 섭취

섭취 칼로리가 너무 많거나 너무 적으면 뼈 건강에 해로울 수 있으므로, 적절한 칼로리를 섭취하는 것이 중요하다. 성인 여성은 하루 약 1,800~2,200kcal, 성인 남성은 2,200~2,700kcal 정도가 권장되며, 개인의 체중과 체지방 상태에 따라 가감할 필요가 있다.

균형 잡힌 식단

과일, 채소, 곡류, 단백질 등 다양한 식품을 포함해 균형 잡힌 식사를 하는 것이 뼈 건강에 도움이 된다.

영양요법

칼슘

칼슘은 뼈의 구성 성분으로 중요한 역할을 한다. 김, 미역, 다시마, 녹색 잎채소, 멸치 등에 풍부하다.

건강기능식품으로 칼슘을 섭취할 경우 흡수율을 고려해 해조류 등 식물 원료 기반 칼슘제를 권장하며, 권장량보다는 충분한 양을 꾸준히 섭취해야 효과를 볼 수 있다.

약국에서 판매하는 합성칼슘제는 흡수율이 낮아 권장되지 않는다. 한국은 1980년 이후 칼슘 최소 필요량(700~1,000mg)을 충분히 채우지 못한 경우가 많았다. 이는 한국인들이 즐겨 먹는 사골국에 인(P)이 들어 있고 찌개·반찬·면류 등에 나트륨이 많이 들어 있어 칼슘 흡수를 방해하는 것도 한 원인으로 알려져 있다.

비타민D

비타민D는 칼슘 흡수를 돕고 뼈 건강을 유지하는 데 필수적이다. 하루 20분 이상 햇빛을 쬐면 체내에서 비타민D가 합성되며, 지방이 많은 생선, 달걀, 건강기능식품 등을 통해 보충할 수도 있다.

비타민K

비타민K는 골절 예방에 도움을 준다. 부족하면 섭취한 칼슘이 뼈가 아닌 혈관 벽에 침착되어 동맥경화(석회화)를 악화시킬 수 있다. 녹색 잎채소, 브로콜리, 케일 등에 풍부하다.

마그네슘

마그네슘은 뼈의 강도 유지에 관여한다. 견과류, 씨앗류, 콩류, 녹색 잎채소 등으로 섭취할 수 있다.

단백질

단백질은 뼈의 구성 성분으로 중요한 역할을 한다. 뼈 건강 유지를 위한 1일 단백질 권장량은 체중 1kg당 1g 정도가 일반적이나, 연령과 건강 상태에 따라 달라질 수 있다. 음식 종류와 개인의 소화 상태에 따라 소화·흡수율은 평균 50% 이하인 경우도 있다.

식이섬유

식이섬유는 뼈 건강에 직접적인 영향을 주진 않지만, 균형 잡힌 영양 섭취를 위해 식단에 포함시키는 것이 바람직하다.

그 외 생활요법

흡연을 피하고 음주를 제한하는 것은 뼈 건강 유지에 도움이 된다. 체중 부하 운동과 저항 운동을 꾸준히 하는 것도 뼈의 강도를 유지하는 데 효과적이다.

특히 신경을 많이 쓰거나 근육 사용량이 많은 사람, 약물을 장기 복용하는 사람, 육류·유제품·인스턴트식품 등 산성 음식을 자주 먹는 사람, 역삼투압 정수기 물을 장기간 음용하는 사람, 청량음료나 커피를 자주 마시는 사람은 골밀도 저하나 골다공증이 발생하기 쉽다는 연구 보고도 있다. 생활습관을 점검해 뼈 건강을 해치는 요인을 줄이는 것이 바람직하다.

척추디스크는 도대체 어떤 질병일까?

척추는 척추뼈로 구성된 신체의 중심축으로, 가장 중요한 기능은 신경 보호다. 척추관을 통해 척수를 안전하게 보호하고, 뇌와 신체 각 부위를 연결하는 신경 경로를 제공한다. 또한 척추는 다양한 방향으로 굽히고 비틀 수 있는 유연성이 있어 일상적인 움직임을 가능하게 하고, 추간판(디스크)은 충격을 흡수하여 상체의 부담을 줄여주는 역할을 한다. 척추에 발생할 수 있는 대표 질환으로는 척추디스크, 척추협착증, 척추측만증 등이 있으며, 이 중에서 많은 사람들이 겪게 되는 것이 바로 척추디스크(추간판 탈출증)이다.

척추디스크의 원인 및 증상

일반적으로 '디스크'라 불리는 추간판 탈출증은 추간판의 중심부인 수핵이 이를 둘러싼 섬유륜을 뚫고 빠져나와 신경근을 압박하거나 화학적 염증반응을 일으키는 상태를 말한다. 정식 명칭은 '추간판 탈출증'

추간판의 구조와 추간판 탈출증(디스크)

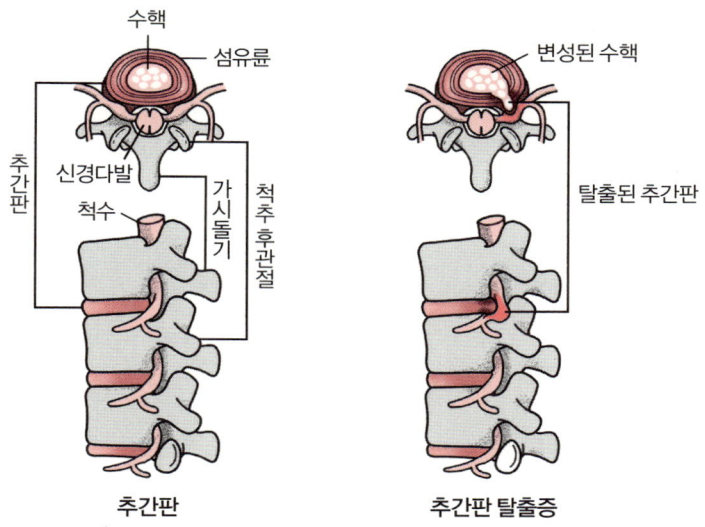

이지만 허리디스크(요추), 목디스크(경추) 등으로 흔히 불린다.

추간판은 안쪽의 젤리 같은 수핵과 이를 감싸는 단단한 섬유륜으로 구성된다. 나이가 들거나 외상·반복된 과사용·자세 불량 등으로 섬유륜이 손상되면 수핵이 밀려나와 신경을 자극하게 된다.

MRI 검사에서 추간판이 튀어나왔다고 해서 반드시 통증이 있는 것은 아니다. 통증은 탈출된 수핵이 신경에 직접 압박을 가하거나, 염증반응을 일으키는 물질이 신경에 작용하면서 발생한다. 염증이 심하면 통증과 함께 마비 증상이 나타날 수 있는데 이때는 신속한 치료가 필요하다.

추간판은 체중과 중력의 부담을 쿠션처럼 흡수해주는 역할을 한다. 단순히 서 있기만 해도 허리 추간판에는 100kg이 넘는 압력이 걸릴 수 있다. 자동차 서스펜션과 비슷한 이런 추간판 구조 덕분에 우리 척추는 외부 충격으로부터 보호를 받으며 직립보행과 다양한 활동을 무리 없이 할 수 있다.

하지만 잘못된 자세로 오래 앉아 있거나 무리한 동작을 반복하면 추간판에 무리가 가게 된다. 특히 20~40대에는 앉아 있는 시간이 길어지고 허리를 많이 쓰는 직업 활동을 하면서 디스크가 자주 발병한다. 반면 60대 이후에는 노화로 인해 추간판이 딱딱해져 수핵이 돌출되기 어려워 상대적으로 발병률이 줄어든다.

한편, 일부 한의학 관점에서는 간 기능 저하가 근육·인대 약화와 연관되어 디스크 발병 가능성을 높인다고도 본다. 하지만 현대 의학에서는 추간판 탈출증의 주된 원인으로 반복된 과사용, 자세 불량, 퇴행성 변화 등을 꼽는다.

디스크는 뼈가 약해지고 이를 지지하는 근육과 인대의 탄성이 떨어지면 쉽게 발생할 수 있다. 따라서 뼈와 인대를 튼튼히 하고 주변 근육의 혈액 순환을 원활히 해주는 생활 관리와 영양요법이 중요하다. 단, 영양요법과 운동·물리치료 등으로 증상이 호전되는 경우도 많지만, 심한 신경 압박이나 마비가 동반되면 수술이 불가피할 수 있다는 점도 알아두어야 한다.

필자의 임상 경험에 의하면, BSPS(Blood Self Purification System) 디톡스를 통해 몸의 독소를 빼주고 혈액 순환을 원활하게 하면 체지방이 빠지고 척추와 척추 주변의 근육과 인대가 강화되어 좋아지는 경우가 많았다.

참고로, BSPS는 필자가 개발한 3-3-3 디톡스 요법으로 '저열량식으로 몸속 노폐물을 청소하는 것'과 '충분한 영양소 공급으로 세포 재생과 회복을 도와주는 것'이 핵심이다. 기본 프로그램은 3일 디톡스식, 3주간 매일 1식, 3개월간 매일 2식을 근간으로 한다. 더 알아보고 싶으면 필자가 쓴 전자책 《BSPS, 몸과 삶을 바꾸는 기적》을 참고하기 바란다.

척추 건강은 이렇게 개선하자

척추 질환은 척추에 국한되지 않고 신체 전반의 건강에도 문제를 일으킬 수 있으므로 예방이 중요하다. 뼈와 척추 질환을 예방하고 치료하기 위해서는 정기적인 건강 검진을 통해 조기에 문제를 발견하고, 적절한 치료를 받는 것이 바람직하다.

뼈와 척추의 건강을 유지하고 강화하기 위해 아래와 같은 생활습관을 실천해도자.

- **영양 섭취**: 칼슘, 비타민D, 단백질이 풍부한 식사를 통해 뼈의 밀도와 강도를 유지한다. 매 끼니마다 멸치, 김, 미역, 두부 등 칼슘이 풍부한 식품을 포함하고, 주 2~3회는 등푸른 생선과 달걀을 먹어 비타민D를 보충한다. 단백질은 식물성과 동물성을 고루 섭취하되, 과도하지 않게 하루 권장량(체중 1kg당 1g)을 지켜 섭취한다.
- **햇빛 쐬기**: 칼슘 흡수를 위해서는 비타민D가 필요하므로, 적절한 햇

빛 노출이 가장 효과적이다. 자외선 차단제를 바르지 않은 상태에서 하루 20~30분 정도, 오전 10시 이전이나 오후 3시 이후의 부드러운 햇빛을 쐬어 뼈 건강을 돕는다. 실내 활동이 많다면 창문 너머로라도 햇빛을 받도록 한다.

- **규칙적인 운동** : 체중 부하 운동과 근력 운동은 뼈를 강화하고 유연성과 균형 감각을 높여 척추 건강에 도움이 된다. 걷기, 수영, 가벼운 스트레칭 같은 운동을 꾸준히 실천하는 것이 좋으며, 구체적으로는 주 2~3회 걷기나 가벼운 조깅, 수영 같은 체중 부하 운동을 하고, 매일 10분 정도는 간단한 스트레칭과 허리·복근 강화 운동을 실천하는 것이 바람직하다.

- **자세 교정** : 올바른 자세를 유지하면 척추에 가해지는 부담을 줄이고 척추 변형을 예방할 수 있다. 특히 장시간 같은 자세로 앉아 있지 않고 30~40분마다 한 번씩 자리에서 일어나 가벼운 스트레칭을 해주는 것이 좋다. 의자에 앉을 때는 허리를 등받이에 바짝 붙이고 허리를 곧게 세우는 습관을 들이고, 스마트폰과 노트북은 눈높이에 맞춰 사용해 목과 어깨에 무리가 가지 않도록 한다. 또한 무거운 물건을 들 때는 허리를 굽히지 않고 무릎을 굽혀서 들어 올리는 올바른 자세를 실천하는 것이 중요하다.

- **금연 및 절주** : 흡연과 과도한 음주는 뼈의 밀도를 감소시키고 척추 건강에도 악영향을 미칠 수 있으므로 피하는 것이 좋다. 금연은 뼈 건강뿐만 아니라 전반적인 신체 건강을 지키는 기본이다. 음주는 주 1~2회 이내로 하고, 과음을 피하며 적당한 양만 즐기도록 한다.

- **정기적인 검진과 관리** : 뼈 밀도 검사를 주기적으로 받아 골다공증과 척추 질환을 조기에 확인한다. 통증이 지속되면 무리하지 말고 전문의의 진단과 치료를 받는 것이 좋다.

7강
우리 몸의 지휘자, 호르몬

우리 몸은 항상성을 유지하기 위해 두 가지 방식으로 소통을 한다. 바로 신경계와 내분비계이다. 이 중에서 내분비계는 호르몬을 분비해 소통한다. 호르몬이 제대로 분비되고, 자율신경계가 균형을 이룰 때 항상성이 유지되고 오장육부가 제 기능을 할 수 있다. 호르몬에 대해 제대로 알고 내분비계의 건강을 지키는 방법도 알아보자.

인체가 항상성을
유지할 수 있는 이유

우리 몸에는 뇌, 간, 위, 췌장, 대장, 신장, 부신 등 수많은 장기가 존재한다. 이 장기들은 각자 고유의 기능을 수행하지만, 인체라는 하나의 생명체를 유지하기 위해 서로 신호를 보내며 긴밀히 협력한다. 장기 간의 소통은 사람들이 마주 보고 대화하거나 전화와 문자로 연락을 주고받는 모습과 비슷하다.

우리 몸은 체내 상태를 안정적으로 유지하기 위해 두 가지 소통 시스템을 사용한다. 하나는 신경계, 다른 하나는 호르몬을 분비하는 내분비계다. 신경계는 유선전화에, 내분비계는 와이파이에 비유된다.

유선전화는 빠르고 정확하지만 통신선이 닿지 않는 곳과는 연결되지 않는 것처럼, 신경계는 빠르고 정확하나 국소적이다. 반면 와이파이는 신호가 다소 약할 수 있어도 넓은 범위에 전달되는 것처럼, 내분비계는 비교적 느리지만 몸 전체로 신호를 퍼뜨린다.

신경계는 신경세포(뉴런)와 보조세포(글리아세포)를 통해 정보를 전달한다. 뉴런에서 뻗어 나온 신경섬유(축삭돌기)가 마치 통신선처럼 연결돼 신호를 주고받는다. 이 신경섬유 다발을 '신경'이라 한다. 신경계의 일부인 자율신경계는 뇌와 연결되어 무의식적으로 내장, 혈관, 호흡 등을 조절해 몸의 균형을 유지한다. 자율신경계는 교감신경과 부교감신경으로 나뉜다. 교감신경은 주로 활동과 위기 대응을, 부교감신경은 휴식과 회복, 소화를 담당해 서로 균형을 이룬다.

반면 내분비계는 신경섬유 대신 호르몬을 분비해 소통한다. 호르몬은 혈액을 통해 전신으로 운반되며, 해당 호르몬의 수용체(receptor)를 가진 세포나 장기에서만 반응한다. 즉 호르몬은 표적 세포와 표적 장기에만 작용해 필요한 신호를 전달한다.

이 두 가지 소통 시스템은 각각 따로 작동하는 것이 아니라 서로 균형을 이루며 상호 보완한다. 호르몬이 원활히 분비되고 자율신경계가 균형을 유지해야 세포와 장기가 제 기능을 다하고, 인체는 항상성을 유지할 수 있다. 반대로 이 균형이 깨지면 몸의 조화가 무너지고 각종 질병으로 이어질 수밖에 없다.

내분비계란 무엇이며, 호르몬은 어떤 일을 할까?

내분비계는 다양한 호르몬을 만들어내는 기관들을 통틀어 일컫는 말이다. 내분비계에서 분비된 호르몬은 우리 몸의 조직과 장기에 화학적 메신저 역할을 하여 목표 세포에 특정한 효과를 미친다. 세포의 성장·분열·대사·생존 등을 조절하는 것이 대표적이다.

호르몬의 의학적 정의는 '몸의 내분비선에서 합성·분비되어 혈류를 통해 몸속 여러 기관으로 운반되어 각 기관들이 제대로 기능할 수 있게 돕는 화학물질'이다. 즉 호르몬은 체내 장기들의 생리적 기능을 조절하는 핵심 물질이다. 다만 성장 호르몬이나 성호르몬 등은 20세 이후 점차 분비량이 줄어드는 경향이 있다. 호르몬 기능이 크게 떨어지거나 균형이 깨지면 우리 몸은 쉽게 노화하고 각종 질병에도 더 쉽게 노출된다.

현재까지 알려진 호르몬은 수천 종에 달하지만, 그 작용과 역할이 규명된 호르몬은 100여 종 정도에 불과하다. 호르몬은 대부분 극소량으로 분비되며, 밀리그램(mg)이나 그 이하 단위로 작용한다. 이렇게 소량이지

인체의 내분비선

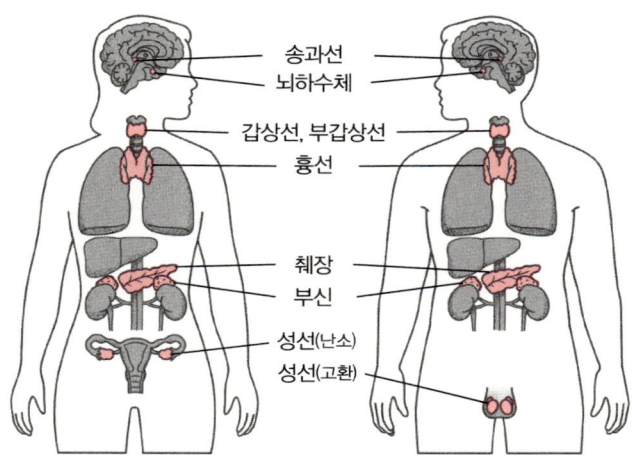

만 분비량이 조금만 부족하거나 과다해도 우리 몸은 큰 혼란에 빠질 수 있다.

내분비계가 중요한 이유

내분비계는 호르몬을 혈액으로 방출해 신체의 다양한 기능을 조절한다. 호르몬의 분비와 조절은 신경계의 신호, 다른 호르몬의 영향, 세포 내 수용체 등 복합적인 요소에 의해 이루어진다. 이 과정은 우리 몸이 항상성을 유지하고 외부 변화에 적절히 대응할 수 있도록 돕는다.

내분비계의 기능에 이상이 생기면 여러 질환이 발생할 수 있다. 예를 들어 당뇨병은 췌장에서 분비되는 인슐린이 부족하거나 제대로 작용하지 않아 혈당 조절이 어려워져 생기는 질환이다. 갑상선기능저하증은 갑상선 호르몬의 분비가 줄어들어 신진대사가 느려지는 대표적 질환이다. 이처럼 호르몬 분비의 불균형이나 수용체의 문제는 다양한 건강 문제를 유발한다.

내분비계의 건강은 전신 건강과 직결된다. 따라서 균형 잡힌 식습관과 생활습관을 유지하고, 필요하다면 전문가와 상의해 내분비 기능을 관리하는 것이 중요하다. 대표적인 호르몬 분비 기관으로는 뇌하수체, 갑상선, 부신, 췌장 등이 있다.

뇌하수체 호르몬

뇌하수체는 여러 내분비선의 기능을 조절하는 '마스터 선(master gland)' 역할을 하는 중요한 내분비기관이다. 뇌하수체에서는 프로락틴, 성장호르몬(GH), 갑상선 자극 호르몬(TSH), 부신피질 자극 호르몬(ACTH), 난포 자극 호르몬(FSH), 황체 형성 호르몬(LH), 항이뇨 호르몬(ADH, 바소프레신), 옥시토신 등이 분비된다.

뇌하수체에서 분비된 호르몬들은 다른 내분비기관의 수용체에 작용해 각 기관이 필요한 호르몬을 만들어내도록 자극한다. 예를 들어, 여성이 임신하면 프로락틴이 분비되어 유방에서 젖을 만들도록 돕고 성적 욕구를 억제한다. 성장호르몬은 신체 성장과 발달을 촉진한다. 갑상선 자극 호르몬은 갑상선에서 갑상선 호르몬(T_3, T_4)을 분비하도록 자극한다. 부신피질 자극 호르몬은 부신 피질에서 코티솔과 같은 글루코코르티코이드를 만들도록 한다.

난포 자극 호르몬과 황체 형성 호르몬은 남성에게서는 난포 자극 호르몬이 정자 형성을 촉진하고 황체 형성 호르몬이 테스토스테론 분비를 돕는다. 여성에게서는 난포 자극 호르몬이 난자의 성숙을 돕고 황체 형성 호르몬이 배란과 황체 형성을 촉진해 에스트로겐과 프로게스테론 분비를 조절하여 정상적인 월경 주기를 유지한다.

항이뇨 호르몬은 체내 수분이 부족할 때 신장의 집합관에 작용해 물의 재흡수를 늘려 소변 양을 줄이고 농축한다. 옥시토신은 여성에서 자궁 수축을 촉진해 분만을 돕고, 수유 중에는 젖이 잘 나오도록 유즙 분비를 자극한다.

갑상선 호르몬

갑상선은 목젖 아래 연골을 좌우로 둘러싸고 있는 나비 모양의 내분비선이다. 갑상선에서 분비되는 호르몬인 티록신(T_4)과 삼요오드티로닌(T_3)은 체온을 유지하고 신진대사를 조절하여 에너지 생성을 늘리고 성장 발육을 촉진한다. 자동차로 치면 액셀러레이터 역할을 한다고 보면 된다. 액셀러레이터를 밟으면 산소 공급이 늘어 자동차 속도가 빨라지듯, 갑상선 호르몬이 충분히 분비되면 신체 활동에 필요한 에너지가 원활히 만들어진다.

또한 갑상선은 칼시토닌 호르몬도 분비하는데, 이 호르몬은 뼈와 신장에 작용하여 혈중 칼슘 농도를 낮추는 데 관여한다. 다만 성인에서 칼시토닌의 역할은 상대적으로 제한적이며, 혈중 칼슘 농도가 너무 낮아지면 손·발·안면 근육의 수축 경련(테타니) 증상이 나타날 수 있다. 이는 주로 부갑상선 기능 이상이나 비타민D 결핍이 더 큰 원인이 된다.

갑상선기능항진증과 갑상선기능저하증

갑상선 호르몬의 분비에 이상이 생기면 갑상선기능항진증이나 갑상선기능저하증이 나타난다. 갑상선기능항진증은 자가면역반응 등으로 갑상선이 과도하게 활성화되어 갑상선 호르몬이 과다 분비되는 상태를 말한다. 이로 인해 몸의 대사가 빨라져 체중이 감소하고 근육 손실이 동반될 수 있다.

갑상선기능항진증이 있으면 충분한 열량과 단백질을 섭취하는 것이 중요하다. 병원에서는 항갑상선제나 방사성 요오드 치료, 갑상선 제거 수술 등을 권장하며, 갑상선을 제거하거나 기능이 상실되면 평생 갑상선 호르몬 대체 치료가 필요하므로 신중한 선택이 필요하다.

반대로 갑상선기능저하증은 갑상선 호르몬의 분비가 부족해 대사가 원활하지 못한 상태를 말한다. 이 경우 체중 증가, 변비, 혈중 콜레스테롤 상승, 빈혈 등이 나타날 수 있다. 위장관 운동이 둔해져 변비가 쉽게 생길 수 있으므로 현미채식을 포함한 식단 관리가 도움이 된다. 갑상선 호르몬의 원료인 요오드와 셀레늄을 충분히 섭취하면 도움이 될 수 있다. 요오드는 천일염과 해조류에 풍부하고, 셀레늄은 브라질너트, 표고버섯, 연어, 굴, 시금치, 달걀 등에 많이 들어 있다.

보통 갑상선기능항진증으로 시작해 갑상선기능저하증으로 이어질 수 있는데, 이때 몸의 휴식과 자연 유래 영양소 섭취로 균형을 유지해주는 것이 좋다. 또한 여성호르몬제나 피임약, 과도한 음주, 인스턴트식품, 자외선 차단 화장품 등으로 환경호르몬에 반복적으로 노출되면 갑상선기능저하증에 영향을 줄 수 있으므로 생활습관 개선이 필요하다. 병원

갑상선과 부갑상선의 구조

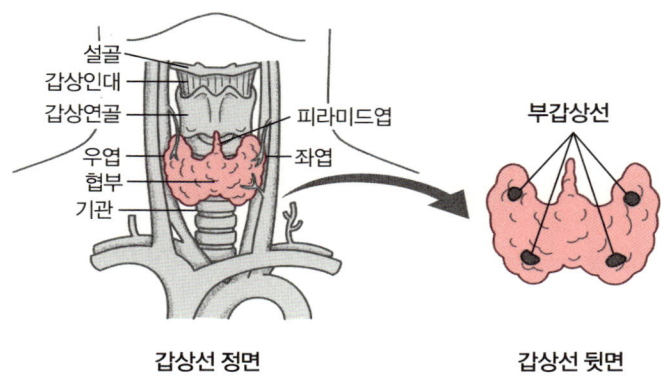

에서는 신지로이드, 테트로닌, 콤지로이드 등 갑상선 호르몬제를 처방해 부족한 호르몬을 보충한다.

부갑상선 호르몬

부갑상선은 갑상선의 뒤쪽에 위치한 내분비기관으로, 좌우 한 쌍씩 총 4개로 구성되어 있다. 부갑상선은 인체의 칼슘과 인 대사에 관여하여 혈중 칼슘과 인의 농도를 조절하고, 이를 통해 전해질 균형을 맞춰 신체의 항상성을 유지하는 데 중요한 역할을 한다.

부갑상선에서 분비되는 부갑상선 호르몬(PTH)은 혈중 칼슘 농도가 낮아지면 분비가 증가하고, 혈중 칼슘 농도가 높아지면 분비가 억제된다. 부갑상선 호르몬은 주로 뼈, 신장, 장에서 작용하며 비타민D와 상호작용한다. 뼈에서 칼슘이 혈액으로 이동하도록 돕고, 신장에서 칼슘 재흡수를 촉진하며 비타민D의 전환을 도와 장에서의 칼슘 흡수를 늘린다. 또한 신장에서 인산염의 재흡수를 억제하여 인산염이 소변에 섞여 배출되는 양을 늘림으로써 혈중 인 농도를 낮춘다.

결과적으로 부갑상선 호르몬은 혈중 칼슘 농도를 높이고 비타민D 활성화를 통해 칼슘 흡수를 늘리는 역할을 한다. 그러나 부갑상선 호르몬이 과다하게 분비되면 뼈에서 칼슘이 많이 빠져나가 골다공증이 생길 수 있으며, 혈중 칼슘 농도가 높아지면 신장결석이나 연부 조직의 석회화가 발생할 수 있어 주의가 필요하다.

부신 호르몬

부신은 좌우 신장 머리 부분에 붙어 있는 작은 고깔 모양의 내분비기관으로, 스트레스 반응과 면역 기능, 대사 조절 등에 관여하는 중요한 호르몬을 분비한다. 부신은 안쪽의 수질과 바깥쪽의 피질로 나뉜다. 부신피질은 뇌하수체에서 분비된 부신피질 자극 호르몬(ACTH)의 자극을 받아 코티솔, 알도스테론, 안드로겐 같은 스테로이드 호르몬을 만든다.

- **코티솔**: 코티솔은 스트레스 상황에서 분비되는 호르몬으로 몸에 저장된 에너지(포도당, 아미노산)를 동원해 당 대사를 촉진하며, 림프구 같은 백혈구의 기능을 억제해 염증을 조절한다.
- **알도스테론**: 알도스테론은 체액이 부족하면 신장과 간에 각각 명령을 내려 레닌과 안지오텐신을 만들어 신장에서 나트륨과 수분을 재흡수하도록 해 혈액량을 늘리고 혈압을 높인다. 주된 역할은 전해질

부신의 구조

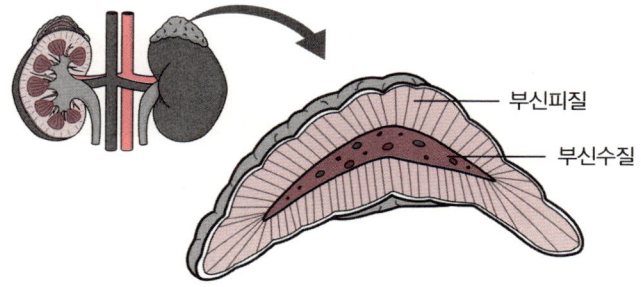

균형과 혈압 유지다.

- **안드로겐** : 부신에서 만들어지는 소량의 남성호르몬으로, 남녀 모두에서 성호르몬의 일부 역할을 보완한다.

부신수질은 특수한 신경세포로 이루어져 있어 아드레날린과 노르아드레날린을 분비한다. 이 호르몬들은 긴급한 스트레스 상황에 반응해 말초혈관을 수축시키고 혈압을 높이며, 심장박동을 빠르게 해 혈액 순환을 증가시킨다. 또한 간과 지방조직에 저장된 포도당과 지방산을 동원해 필요한 장기에 빠르게 에너지를 공급한다. 즉 부신수질은 몸이 '싸우거나 도망가는(fight or flight)' 상황에 즉각 대응하도록 한다. 코티솔은 이러한 즉각적인 에너지 동원을 지원하는 동시에 과도한 면역반응을 일시 억제해 몸의 에너지 분배를 조절한다. 따라서 장기간 스트레스 상황에서는 면역력이 떨어져 질병에 노출되기 쉽다.

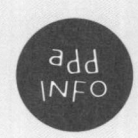

부신 기능의 저하로
생기는 질환들

부신 질환은 크게 부신수질 질환과 부신피질 질환으로 나눌 수 있다.

부신수질 질환

부신수질에 생기는 질환으로 대표적인 것은 갈색세포종이다. 갈색세포종이 생기면 아드레날린과 노르아드레날린이 과다하게 분비되어 주기적으로 고혈압이 나타나고, 가슴이 두근거리며, 땀을 많이 흘리고, 망치로 두드리는 듯한 심한 두통과 불안 등을 겪을 수 있다. 속이 메스껍거나 구토 증상이 동반되기도 한다.

부신피질 질환

부신피질 질환은 부신피질 호르몬의 과다 분비로 인한 기능 항진증과 호르몬 부족으로 인한 기능 저하증으로 구분된다.

부신피질기능항진증으로는 쿠싱증후군과 부신성기증후군이 대표적이다. 쿠싱증후군은 코티솔이 과다하게 분비되어 살이 찌고 얼굴이 둥글게 변하며 월경이 사라지고, 고혈압·당뇨병·골다공증 등이 동반될 수 있다. 피부가 얇아져 쉽게 멍이 들고 전신 근력이 약해지며, 정신적 증상이 나타나기도 한다. 부신성기증후군은 안드로겐이 과다해 여자의 경우 수염이 나거나 근육이 발달하는 등 남성화가 진행되고, 사춘기 이전의 남아는 성적으로 조숙해질 수 있다.

반대로 부신피질기능저하증은 애디슨병이라 불린다. 애디슨병이 발생하면 만성피로와 무기력, 식욕 부진, 체중 감소, 메스꺼움이나 구토 증상이 동반될 수 있다. 또한 피부가 검게 변하고 입 점막 주위에 갈색 반점이 생기며 저혈압이 나타날 수 있다. 주로 자가면역으로 부신이 파괴되거나 결핵, 종양 등의 감염과 전이에 의해 발생할 수 있다.

부신피로증후군

일부 전문가들은 부신에서 스트레스 대응 호르몬이 원활히 분비되지 않아 만성피로가 나타나는 상태를 부신피로증후군이라 부른다. 의학계에서는 명확한 진단명으로 인정되지는 않지만, 만성피로의 원인 중 하나로 거론된다.

피로의 주원인은 코티솔 부족으로 본다. 코티솔은 스트레스 상황에서 교감신경계를 활성화시켜 혈압과 혈당을 높이고, 에너지를 빠르게 동원한다. 과다하게 분비되면 식욕이 증가하고 복부에 지방이 쌓이지만, 반대로 너무 적게 분비되면 무기력과 피로가 지속된다. 일반적으로 아침 시간대(오전 8시 기준) 혈중 코티솔 농도가 $8\mu g/d\ell$ 이하라면 코티솔 부족으로 피로감을 느낄 가능성이 높다고 본다.

부신피로증후군이 있으면 특히 아침에 피로감을 크게 느끼는데, 이는 호르몬 균형과 생체리듬이 깨졌기 때문이다. 정상적인 상태에서는 코티솔이 새벽 4시경 가장 적고, 오전 8시에 가장 많이 분비되어 기상 후 몸을 개운하게 만든다. 그러나 코티솔 균형이 깨지면 낮에는 무기력하고 밤에는 오히려 각성되어 쉽게 잠들지 못하는 패턴이 나타날 수 있다.

부신피로를 개선하려면 충분한 휴식과 적절한 생활습관, 균형 잡힌 영양 관리가 함께 이루어져야 한다. 밤에는 졸리지 않더라도 오후 10시 전에 잠자리에 들어 7~8시간 이상 충분히 자고, 낮에는 매일 30분 정도 가벼운 산책이나 스트레칭으로 몸과 마음의 긴장을 풀어주는 것이 좋다.

식사를 할 때는 단백질과 복합 탄수화물, 비타민B군과 비타민C, 마그네슘, 아연 등이 풍부한 식품을 고루 섭취해 부신 기능을 회복한다. 커피나 당이 많은 음료는 가능한 한 줄여 부신의 피로를 덜어주는 것이 바람직하다.

이처럼 충분한 수면, 무리 없는 활동, 스트레스 관리, 균형 잡힌 영양 관리를 함께 실천하면 부신피로로 인한 만성피로와 무기력 증상을 완화하고 몸의 회복력을 높이는 데 도움이 된다.

췌장 호르몬

췌장(이자)은 소화관 근처에 위치한 분비 기관으로, 외분비선의 기능과 내분비선의 기능을 모두 수행한다. 외분비선으로는 각종 소화효소가 포함된 이자액을 분비하고, 내분비선으로는 인슐린과 글루카곤 등을 분비해 혈당을 일정하게 조절하는 역할을 한다. 인슐린은 혈당을 낮추고, 글루카곤은 혈당을 높이는 역할을 한다. 두 호르몬은 세포가 혈액 속 포도당을 효과적으로 활용하도록 신호를 주는 데 핵심적인 역할을 한다. 이 기능에 교란이 생기면 당뇨병이 발생한다.

췌장에 대한 자세한 설명은 1권 2강 소화기관에서 자세히 다루었으니 참조하기 바란다.

성선 호르몬

남성의 고환과 여성의 난소는 성호르몬인 테스토스테론, 에스트로겐,

프로게스테론을 생성해 성적 발달과 생식 기능을 조절한다. 성호르몬 불균형이 생기면 임신·출산·월경·성기능에 문제가 생기고, 탈모, 자궁암, 유방암, 전립선암 등의 암이 발병할 수 있다.

송과선(송과체) 호르몬

솔방울샘이라고도 불리는 송과체는 척추동물의 뇌 속에 위치한 작은 내분비기관이다. 송과체는 낮 동안 뇌와 장에서 분비된 신경전달물질인 세로토닌의 분비 신호를 받아 밤이 되면 멜라토닌을 합성하는데, 이는 계절과 일주기, 생식 시기, 노화, 면역체계 등 인체의 생체리듬을 조절한다. 송과체는 이름처럼 작은 솔방울 모양이며, 시상상부에 위치해 있다. 기능에 이상이 생기면 불면증, 성조숙증 등 생체리듬이 깨지는 증상이 나타날 수 있다.

흉선의 면역 기능

흉선은 면역 기능의 발달과 조절에 관여하는 림프기관이다. 다른 내분비기관과 달리 주요 내분비선으로 분류되진 않지만, T림프구를 생성·성숙시키며 싸이모신 등 면역 관련 호르몬성 물질을 일부 분비해 T세포 성숙을 돕는다.

흉선은 가슴뼈 뒤, 심장과 대동맥 사이의 종격동 앞에 위치하며, 신생아 때부터 발육해 사춘기에 가장 커졌다가 이후 점차 크기가 줄어들어 성인이 되면 지방조직으로 대체된다. 흉선 기능이 떨어지면 알레르기질환이나 자가면역질환에 걸리기 쉽고, 심장의 혈액 순환에도 영향을 미친다. 병원에서는 자가면역질환으로 흉선이 비대해지거나 종양이 생기면 제거 수술을 하기도 한다.

살펴본 것처럼 내분비계 기능은 신체 여러 시스템과 상호작용해 항상성을 유지하는 데 매우 중요하다. 호르몬 불균형은 당뇨병, 갑상선 질환, 비만, 스트레스성 질환 등 다양한 건강 문제로 이어질 수 있으므로, 내분비계의 건강을 유지하려면 올바른 식습관과 생활습관을 유지하고, 혈액 순환을 원활히 해 기관이 제 기능을 할 수 있도록 돕는 것이 바람직하다.

뇌와 장, 그리고 호르몬의 밀접한 관계

호르몬과 뇌, 장의 관계를 살펴보면 우리 몸은 호르몬의 지배를 받는다고 해도 과언이 아니다. 우리의 기분과 신체 활동은 뇌의 지시를 받아 호르몬이 분비됨으로써 조절된다. 그런데 놀라운 점은 호르몬이 뇌에서만 만들어지는 것이 아니라 장에서도 만들어진다는 것이다. 이른바 '장-뇌 축(Gut-Brain Axis)'이다. 장은 단순히 소화를 담당하는 기관이 아니라 뇌와 깊게 연결되어 우리 몸의 항상성 유지에 중요한 역할을 한다.

가장 대표적인 예가 세로토닌이다. 세로토닌은 마음을 차분하게 안정시키는 신경전달물질로 뇌에서 만들어진다고 알려져 있지만, 실제로 체내 세로토닌의 90% 이상이 장에서 만들어진다. 세로토닌은 낮 동안 분비되어 기분을 조절하고 밤이 되면 멜라토닌의 합성을 유도해 숙면을 돕는다. 숙면이 이루어지면 깊은 수면 단계에서 성장호르몬이 분비된다. 이처럼 세로토닌, 멜라토닌, 성장호르몬은 서로 연결되어 몸과 마음의 회복을 돕는다. 그래서 이들을 '치유 호르몬'이라 부르기도 한다.

이 중에서 특히 성장호르몬은 '젊음의 호르몬'이라 불린다. 성장호르몬은 성장기에만 필요한 것이 아니라 성인이 된 후에도 노화를 늦추고 세포 재생을 촉진하는 중요한 역할을 한다. 이 모든 순환의 출발점은 세로토닌이며, 세로토닌이 장과 뇌에서 모두 만들어져 분비된다는 점은 장과 뇌가 긴밀하게 연결되어 있음을 보여준다.

인체의 호르몬 시스템은 서로 무선 통신망처럼 끊임없이 신호를 주고받는다. 만약 이 통신망에 문제가 생기면 우리 몸의 기능에 큰 차질이 생긴다. 장이 건강하지 않으면 장내에 유해 세균이 늘어나 호르몬 신호 전달 시 방해 전파를 보내고, 이는 호르몬 대사 작용을 방해한다. 자세히 말하면, 몸은 유해 세균에 의한 방해 전파를 스트레스로 인식하여 항스트레스 호르몬을 더 만들어내려 한다. 이 과정에서 부신이 활성화되어 코티솔 같은 스트레스 호르몬을 분비한다. 코티솔 분비는 간접적으로 콜레스테롤과 지방 대사에도 영향을 미쳐서 고콜레스테롤 상태로 이어지고, 이는 고지혈증이나 심혈관 질환 위험 증가로 연결될 수 있다.

또한 스트레스 상황이 지속되면 몸은 에너지를 만들기 위해 지방과 단백질을 분해해 포도당을 생산하고, 에너지 대사를 위해 갑상선 호르몬의 분비도 늘린다. 갑상선 호르몬은 세포의 기초대사율을 높여 더 많은 산소가 필요하도록 만든다. 이런 과정이 장기화되면 과도한 호르몬 사용으로 신체 곳곳에 무리가 가고, 결국 뇌하수체 등 호르몬을 조절하는 중추에도 영향을 미쳐 불안, 우울 등 정신적 문제로 번질 수 있다. 다만 이는 직접적인 원인이라기보다는 연관되어 악순환을 만드는 하나의 연결고리로 보는 것이 적절하다.

결국 우리 몸을 하나로 보고 장과 호르몬 시스템, 뇌의 신경계가 서로 긴밀히 얽혀 있음을 이해해야 한다. 장의 문제가 고지혈증, 갑상선 이상, 스트레스성 질환과 이어질 수 있다는 점을 기억하고, 장 건강을 지키는 것이 곧 몸과 마음의 건강을 지키는 길이라는 사실을 잊지 말아야 한다.

불면증의 원인은 호르몬 불균형

숙면하지 못하고 잠을 설치는 것은 몸과 마음이 편하지 않기 때문이다. 몸의 어딘가가 불편하거나 마음에 근심이 있으면 통증과 불안으로 인해 깊은 잠에 들기 어렵다. 이런 상태는 호르몬 변화와 연결된다. 몸과 마음이 불편하면 그 상태에 적응하기 위해 관련 기관의 호르몬이 작동하면서 균형이 흔들린다.

《질병은 우리 몸에서 어떻게 시작될까》의 저자 데라다 다케시는 호르몬 교란에 큰 영향을 미치는 대표적인 호르몬으로 코티솔을 꼽는다. 코티솔은 스트레스 상황에서 혈압과 혈당을 높여 몸이 에너지를 동원할 수 있게 돕는 호르몬으로, 넘치면 불면과 연관되고 부족하면 무기력과 피로감을 키운다. 특히 밤부터 이른 아침까지 혈당을 유지하는 호르몬은 성장호르몬과 코티솔인데, 만성 스트레스 등으로 코티솔 리듬이 깨지면 낮에는 무기력하고 밤에는 몸이 깨어 있는 상태가 되어 불면으로 이어질 수 있다.

또한 밤에 혈당이 떨어지면 몸은 저혈당을 보충하기 위해 아드레날린을 분비해 교감신경계를 자극한다. 이로 인해 몸은 흥분 상태가 되어 쉽게 잠들지 못한다. 저녁에 빵이나 단 음료를 과도하게 먹어 혈당이 급격히 높아진 뒤 인슐린이 작용해 반응성 저혈당이 오면 마찬가지로 숙면이 어려워질 수 있다.

수면 부족과 깊은 관련이 있는 또 다른 호르몬은 여성의 난소에서 분비되는 프로게스테론이다. 임신 준비에 필요한 황체호르몬으로서 신경 안정에 관여해 수면을 돕는다. 그러나 갱년기 무렵에는 프로게스테론 분비가 급격히 감소해 수면장애가 흔해진다. 게다가 코티솔이 과도하게 소모되면 그 원료인 콜레스테롤이 줄어들고, 콜레스테롤로 만들어지는 프로게스테론도 부족해져 불면증이 악화된다.

호르몬들은 서로 긴밀히 연결되어 있어 특정 호르몬이 넘치거나 부족하면 다른 호르몬에도 영향을 준다. 오전에 분비되는 세로토닌은 밤에 숙면을 유도하는 멜라토닌의 형성을 유도하기 때문에 세로토닌이 부족하면 멜라토닌도 줄어들고 불면증과 우울감이 함께 찾아올 수 있다. 또한 숙면 중에 분비되는 성장호르몬이 부족해지면 몸의 회복과 재생이 원활하지 않아 잠을 자도 피곤함이 풀리지 않는다.

호르몬은 대부분 단백질과 콜레스테롤을 원료로 하고, 비타민과 미네랄의 도움으로 만들어진다. 따라서 영양 불균형은 곧 호르몬 불균형으로 이어지고, 호르몬 불균형은 수면 부족을 부르는 큰 원인이 된다. 이처럼 불면증은 단순한 신경의 문제라기보다 몸의 호르몬 균형이 깨져 생기는 복합적인 결과라 할 수 있다.

환경호르몬을
피해야 하는 이유

전 세계적으로 7쌍의 부부 중 1쌍은 자연임신에 어려움을 겪는다. 남성의 정자 수는 줄어들고, 불임 판정을 받는 여성은 늘고 있다. 미국이나 푸에르토리코에서 가슴에 멍울이 잡히거나 음모가 난 3세 여아, 성기가 완전히 형성되지 않은 채 태어난 남아 모두 성호르몬 교란에서 비롯된 대표적 사례로 언급된다. 최근에는 생리불순, 부인병, 자궁 이상 등을 호소하는 여성도 급격히 늘고 있다. 많은 학자들은 인간이 만들어낸 각종 화학물질이 환경을 오염시키고 성호르몬을 교란해 성(性)의 구분까지 모호해지고 있다고 지적한다. 이러한 화학물질을 흔히 '환경호르몬(Endocrine Disruptors)'이라 부른다.

환경호르몬은 외부에서 유입된 화학물질이 체내에 유입되어 정상 호르몬인 것처럼 수용체에 결합하거나 정상 호르몬의 작용을 방해함으로써 내분비계의 균형을 깨뜨린다. '환경호르몬'이라는 용어는 1990년대 후반 일본 학자들이 NHK 방송에 출연해 사용하면서 널리 알려지기 시작했다. 학술적으로는 '내분비계 교란물질(Endocrine Disruptors)'이라고 부른다. 그리스어 호르메(horme)에서 유래한 호르몬(hormone)은 '자극하다', '움직이게 하다'라는 뜻을 갖는다. 호르몬은 땀이나 눈물처럼 특정 통로를 통해 나오는 것이 아니라 혈액 속으로 소량 흘러들어가 체온 조절, 성장 발달, 백혈구 형성, 감정 조절 등 거의 모든 생리적 기능을 조절한다. 이런 중요한 조절 체계에 가짜 호르몬인 환경호르몬이 들어오면 인체의 정상적인 호르몬 신호 체계가 교란된다.

최근 연구에 따르면 환경호르몬은 생식 기능과 면역 기능을 약화시키고, 일부는 종양 형성을 촉진해 암 발생 위험을 높일 수 있는 것으로 알려져 있다. 대표적인 환경호르몬으로는 프탈레이트, 비스페놀A, 노닐페놀 등이 있다. 세포 배양 실험에서는 이 물질들이 세포의 증식과 분열을 과도하게 자극해 혹처럼 커지는 현상이 관찰된다. 이는 환경호르몬이 여성호르몬과 남성호르몬의 균형을 깨뜨려 세포 증식을 가속화하기 때문으로 분석된다.

세계야생생물보호기금(WWF)에 따르면 자연에 노출된 대표적인 환경호르몬은 농약류 43종, 합성화합물류 24종 등 총 67종에 이른다. 이 유해물질은 토양, 물, 공기에 잔류해 먹이사슬을 따라 인체로 흡수되며 각종 종양이나 암의 원인이 된다.

인체의 '정상 호르몬'은 잘못이 없다. 문제는 가짜 호르몬인 환경호르몬이 체내로 들어와 정상 호르몬의 작용을 방해한다는 점이다. 따라서 호르몬 교란으로 생긴 질병을 치료하려면 무엇보다 환경호르몬의 유입을 줄이고, 이미 유입된 물질은 적절한 생활 관리와 충분한 수분 섭취,

간·신장 기능 개선 등을 통해 배출되도록 도와야 한다. 약물에 의존하기보다는 호르몬을 분비하고 조절하는 기관의 기능을 회복시키는 것이 더 근본적인 해결책이다. 그리고 이 기관들은 맑고 영양가 있는 혈액 덕분에 제 기능을 할 수 있다는 사실을 기억해야 한다.

8강
우리 몸의 방어군, 피부와 면역세포

우리 몸의 오장육부가 제 기능을 수행하면서 생명 유지와 활동을 지속할 수 있는 것은 외부에서 침입하는 병원체를 막는 피부와, 이미 몸속으로 침투한 병원체를 없애는 면역세포 덕분이다. 이들이 무너지면 우리 건강도 함께 무너진다. 이러한 피부와 면역세포에 대해, 이들을 지키는 방법에 대해 제대로 알아보자.

깐깐하게
신체를 보호하는 기관들

피부와 면역세포는 신체를 보호하는 대표적인 방어 체계다. 피부는 외부 환경으로부터 신체를 보호하는 1차 방어군의 역할을 하고, 면역세포는 외부 병원체가 침입했을 때 이를 제거하는 2차 방어군 역할을 한다.

피부 건강은 면역체계의 효율성과도 직결된다. 피부 장벽이 손상되거나 면역세포의 기능이 저하되면 외부 병원체에 감염될 위험이 높아진다. 예를 들어, 아토피피부염이나 건선 같은 피부 질환은 면역체계의 이상으로 발생할 수 있다. 즉 피부는 단순한 외피를 넘어 면역체계의 첫 번째 방어선으로서 아래와 같은 역할을 수행한다.

- 두꺼운 각질층이 병원체의 침입을 방지한다.
- 피부에서 분비되는 땀과 피지는 항균 작용으로 병원체의 성장을 억제한다.
- 피부의 진피와 표피에는 다양한 면역세포가 존재해 침입한 병원체

를 탐지하고 제거한다.

면역세포는 우리가 백혈구라고 알고 있는 세포다. 백혈구는 신체의 면역체계에서 핵심적인 역할을 하며, 외부 병원체나 비정상 세포를 제거해 신체를 보호한다. 건강한 신체에서 백혈구는 대식세포(단핵구) 약 5%, 과립구 60%, 림프구 35% 정도의 비율로 존재한다.

신체를 외부와 내부에서 동시에 지켜주는 피부와 면역체계는 아래와 같은 생활습관을 실천함으로써 튼튼히 지킬 수 있다.

- 손 씻기 등 개인위생을 철저히 해 병원체의 침입을 막는다.
- 자외선 차단제를 사용하고, 피부를 자극하는 화학물질 노출을 줄여 피부 장벽을 보호한다.
- 비타민A, 비타민C, 비타민D, 비타민E, 아연 등 항산화 영양소가 풍부한 식품을 섭취해 피부와 면역세포의 기능을 지원한다.
- 충분한 수분을 섭취해 피부의 수분 균형을 유지하고 체내 독소 배출을 원활히 한다.
- 규칙적인 운동으로 혈액 순환을 개선하고, 면역세포의 이동성과 활성을 높여 면역력을 강화한다.
- 숙면을 통해 면역세포의 생성과 회복을 돕는다.
- 스트레스는 면역 기능을 떨어뜨릴 수 있으므로 명상이나 취미 활동 등으로 해소한다. 손 씻기 등 개인위생을 철저히 하여 병원체의 침입을 예방한다.

피부는 어떻게 우리 몸을 보호할까?

피부는 무게 기준으로 우리 몸에서 가장 큰 기관이다. 피부는 각질화된 바깥쪽 표피, 혈관이 풍부하게 발달된 내부 결합조직인 진피, 그리고 가장 안쪽의 피하조직으로 구성되며, 피부와 연관된 여러 부속기구(털, 손발톱, 감각수용기, 분비선)와 함께 피부계를 이룬다. 피부는 체내 여러 기관이 정상적으로 기능할 수 있도록 몸 안팎의 경계를 형성한다.

탄탄한 3중 방어막

피부는 바깥쪽의 표피, 안쪽의 진피, 그리고 그 아래의 피하조직으로 나뉜다. 표피와 진피 사이에는 기저막이 있어 두 층을 단단히 연결한다.

가장 바깥층인 표피는 혈관이 없는 중층편평상피로 이루어져 있으며 보통 기저층(배아층), 유극층(가시층), 과립층, 투명층, 각질층으로 구분된다. 표피의 두께는 신체 부위에 따라 다른데, 손바닥이나 발바닥처럼 피부가 두꺼운 부분에는 투명층이 관찰되지만 피부가 얇은 부분에는 나타

피부의 구조

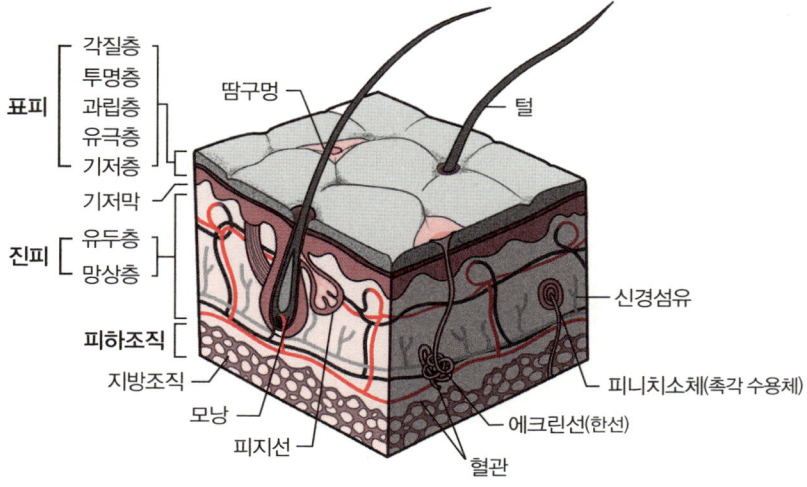

나지 않는다.

표피의 가장 깊은 기저층은 혈관이 분포한 진피와 맞닿아 있어 영양분을 공급받는다. 이 층의 세포는 분열과 성장을 거쳐 오래된 표피세포를 바깥쪽으로 밀어내며, 위로 올라갈수록 점차 영양 공급이 어려워져 죽은 세포로 바뀐다.

유극층은 기저층에서 분열한 각질형성세포들이 서로 단단히 연결되어 피부의 기계적 강도를 높이고 보호막을 형성하는 역할을 한다. 이어서 과립층에서는 각질화 과정이 본격적으로 시작되어 세포질이 케라틴으로 채워지고, 데스모좀이라는 접착 구조를 통해 세포들이 강하게 결합해 각질층을 형성한다. 이렇게 만들어진 각질세포는 자연스럽게 탈락하고, 내부에서는 새로운 세포가 계속 생성되어 표피를 유지한다. 또한 표피가 진피 방향으로 함입되어 땀선, 피지선, 모낭 등 피부 부속기관을 형성한다.

기저막은 표피를 진피에 단단히 고정하며 두 층을 구분한다. 그 아래의 진피는 표피보다 두껍고 혈관이 풍부해 표피세포에 영양을 공급하고 체온 조절 기능을 담당한다. 진피는 아교섬유와 탄력섬유로 구성된 결합조직, 평활근조직, 신경조직 등을 포함한다. 이 결합조직 섬유는 그물처럼 얽혀 피부를 질기고 탄력 있게 만든다.

진피에는 땀선, 피지선, 모낭 등의 외분비선이 연결되어 있으며, 운동성 신경섬유는 뇌와 척수의 자극을 진피 내 근육과 분비선으로 전달한다. 감각성 신경섬유는 피부 감각수용기에서 발생한 자극을 뇌와 척수로 전달한다.

진피 아래에는 피하조직이 위치한다. 피하조직은 지방조직이 풍부한 성긴 결합조직으로, 진피와 연결되어 있고 아래쪽의 근육이나 뼈와 피부를 이어준다. 피하조직의 아교섬유와 탄력섬유는 진피와 연결되어 경계가 분명하지 않다. 지방조직은 체온 유지와 외부 충격의 완화를 돕고, 혈관이 분포해 혈액 공급도 이루어진다.

이렇게 피부는 3중 방어막을 통해 병원체 침입을 차단하고, 체온과 수분을 유지하며 외부 자극으로부터 신체를 보호한다.

독소를 배출한다

피부는 우리 몸의 항상성 유지에 필수적인 기관으로, 외부 자극으로

부터 몸을 보호할 뿐 아니라 다양한 기능을 수행한다. 피부는 체온을 조절하고 땀선과 피지선을 통해 수분과 노폐물을 일부 배출한다. 또한 감각수용기를 통해 외부 자극을 감지하고 다양한 생화학물질 합성에도 관여한다.

피부는 미량이지만 산소 교환에도 관여한다. 다만 우리 몸의 산소 교환은 거의 대부분 폐를 통해 이루어지고, 피부는 주로 체온 유지와 보호, 수분 조절이 핵심 역할이다. 예를 들어 고무장갑이나 비닐장갑을 오래 끼면 장갑 안이 습해지는 것은 피부의 땀선과 수분 증발 작용 때문이다.

피부는 낮과 밤에 따라 땀선과 모공의 활동 정도가 달라질 수 있다. 낮에는 신체 활동으로 체온 조절과 수분 증발이 활발해지고, 밤에는 수분 증발량이 줄어들어 상대적으로 피부 장벽이 회복되며 휴식에 집중된다. 코골이는 주로 상기도 구조나 폐의 문제와 관련이 있으며, 피부의 땀선 활동과는 직접적 연관이 없다.

피부의 상태는 간과 대장의 해독 기능과도 간접적으로 연결된다. 간에서 해독되지 못한 노폐물이 혈액을 통해 피부로 전달되면 피부 트러블이나 잡티로 나타날 수 있기 때문이다. 특히 간 기능이 저하되거나 장내 환경이 나빠지면 피부로 나타나는 경우가 많다. 이런 이유로 간과 대장, 피부는 '몸의 배출 통로'라는 점에서 상호 관련이 깊다고 볼 수 있다.

결국 피부는 체내 독소를 일부 배출하는 통로이자 방어막 역할을 한다. 따라서 피부 건강을 지키려면 간과 대장의 해독 기능을 원활히 하고, 수분을 충분히 섭취해 노폐물이 잘 배출되도록 돕는 것이 중요하다.

피부는 단순한 외피가 아니라 우리 몸을 지키는 중요한 방패막이다.

피부 상태를 통해 몸 안의 대사와 배출 상태를 짐작할 수 있다는 점을 기억하고, 몸 안팎의 균형을 함께 살펴야 한다.

비타민D를 생산한다

피부는 뼈와 치아의 발달에 필수적인 비타민D를 만들어내는 역할도 한다. 비타민D는 음식물(생선, 간, 달걀노른자 등)을 통해 섭취할 수도 있지만, 자외선에 의해 피부에서도 생성된다. 피부에 존재하는 7-디하이드로콜레스테롤은 자외선B(UVB)에 노출되면 프리비타민D_3(pre-vitamin D_3)로 전환되고, 이후 간과 신장을 거쳐 활성형 비타민D로 전환된다. 이렇게 생성된 비타민D는 칼슘 흡수를 촉진하고 뼈와 치아의 건강을 유지하는 데 중요한 역할을 한다.

외부의 유해물질을 막아준다

피부는 점막과 더불어 항균 펩타이드를 생성하여 세균과 바이러스의 침입을 억제하는 장벽 역할을 한다. 신체의 바깥면을 감싸면서 병원체로부터 신체를 보호하는 첫 번째 방어선이 되는 것이다. 표피는 내부 조직을 과도한 수분 손실이나 물리적 손상, 유해 화학물질로부터 지켜준다. 상처가 없는 건강한 피부는 병원성 미생물이 침투하는 것을 차단한다.

또한 피부에는 외분비선과 다양한 활성 성분이 존재하여 방어 기능을 돕는다. 피부의 케라티노사이트 등 일부 세포는 사이토카인 같은 면역 신호물질을 분비해 면역계의 방어 작용을 간접적으로 지원한다. 표피의 깊은 곳에 위치한 멜라닌세포는 피부색을 결정짓는 멜라닌을 생성하고 주변 표피세포로 멜라닌 과립을 전달한다. 멜라닌은 자외선을 흡수해 피부세포의 DNA가 자외선에 의해 손상되는 것을 막아준다. 멜라닌의 양과 분포, 과립 크기는 유전적·환경적·생리적 요인에 따라 달라져 사람마다 피부색이 다르게 나타난다.

피부가 건강하지 않을 때 생기는 일들

피부는 외부의 자극이나 병원체와 직접 접촉할 기회가 많고, 체내 상태의 영향을 받기 때문에 다른 장기에 비해 질환의 종류가 다양하다. 대표적으로 아토피피부염, 두드러기, 알레르기, 건선, 그리고 기타 피부질환으로 나눠볼 수 있다.

아토피피부염

만성적으로 재발하는 피부 습진 질환인 아토피피부염은 비염, 천식과 함께 대표적인 3대 알레르기질환으로 꼽힌다. 보통 영아기에는 태열로 시작해 소아기, 청소년기, 성인기까지 호전과 악화를 반복하는 경우가 많다.

아토피피부염의 가장 큰 특징은 심한 가려움증과 외부 자극, 알레르기 유발 물질에 대한 민감한 반응이다. 가려움증은 저녁에 더 심해지는 경향이 있어 긁게 되고, 긁힌 부위가 습진으로 변하며 증상이 악화되는 악순환을 겪게 된다.

많은 사람들이 피부과에서 약물 치료를 받지만, 약을 끊으면 다시 증상이 나타나고 심하면 진물이 날 정도로 악화되기도 한다. 아토피피부염은 혈액검사, 피부 단자 검사, 음식물 알레르기 검사 등을 통해 진단되지만 처방되는 약은 증상 완화 목적일 뿐 근본적인 치료법은 아니다. 아토피피부염은 면역계의 교란, 체내 대사 노폐물, 염증 물질이 주요 원인이므로, 체내 염증과 면역 균형을 회복하는 것이 중요하다.

두드러기

두드러기는 특정 원인 물질에 대한 알레르기 반응뿐 아니라, 피부 장벽이 약해지거나 물리적 자극, 심리적 요인 등 다양한 원인이 복합적으로 작용해 발생한다.

알레르기

우리 몸은 유해물질에 노출되면 이를 효과적으로 처리하기 위해 기억해두는 시스템을 갖고 있다. 그러나 면역계의 기억이 부적절하게 작동하면 꽃가루, 음식, 약물, 심지어 햇빛조차 유해한 물질로 인식해 과민반응을 일으키는데, 이를 알레르기라 한다. 비만세포는 피부, 장막, 혈관 주변, 점막 등에서 알레르기 반응에 관여하며, 기억된 정보에 따라 외부 물질에 즉시 반응한다. 이때 분비되는 히스타민은 가려움, 부종을 일으키고 심할 경우 기도 수축이나 혈압 저하를 유발할 수 있다.

알레르기를 근본적으로 관리하려면 식습관 개선과 영양소 공급으로 세포 건강을 회복하고, 면역·대사·호르몬의 균형을 유지해야 한다. 약물 치료는 증상 완화에는 도움이 되지만 근본 치료법은 될 수 없다.

건선

건선은 피부에 붉은 반점이 생기고 하얗게 각질이 일어나면서 피부가 두꺼워지고 판처럼 갈라지는 만성 염증성 질환이다. 정상적인 각질은 각질형성세포의 자연스러운 주기적 분열과 탈락을 통해 유지되는데, 건선은 이 과정이 비정상적으로 빠르게 진행되며 각질이 과도하게 쌓이고 염증이 동반된다.

이 과정에는 T세포가 관여한다. T세포가 과도하게 활성화되면 면역물질 분비와 활동성이 증가해 각질형성세포를 과도하게 자극하고 염증을 일으킨다. 즉 건선은 단순한 피부 질환이 아니라 면역계 이상으로 인한 세포 교란으로 발생하는 질환이다.

기타 피부 질환

이외의 피부 질환으로 한포진, 지루피부염, 모낭염, 여드름, 안면홍조, 습진 등이 있다.

- **한포진** : 손발 표피 내에 작은 수포가 형성되는 피부 질환으로, 다한증, 아토피피부염, 스트레스와 연관성이 크며 재발이 잦다.
- **지루피부염** : 면역 불균형과 피지선 활동 증가, 건조, 스트레스, 자극 등 복합적 원인으로 발생한다.

- **모낭염** : 면역력이 약해진 상태에서 모공에 세균이 감염되거나 모낭충이 과도 증식하면서 생긴 대사산물이 가려움과 통증을 유발한다.
- **여드름** : 피지가 모공 밖으로 배출되지 못하고 모낭 주위에 갇혀 염증을 일으키는 질환으로, 면역 불균형으로 인한 열과 독소가 피지선에 염증을 일으킨다.
- **안면홍조** : 얼굴, 목, 가슴 등이 갑자기 붉어지는 증상으로, 면역 불균형으로 모세혈관이 확장되어 발생한다. 호르몬 변화, 스트레스, 잘못된 식습관과 생활습관, 스테로이드제나 피부 레이저 요법의 오남용 등이 원인이 될 수 있다. 면역 불균형으로 인해 발생한 열과 독소가 피부를 건조하게 만들어 증상이 심해질 수 있으며, 특히 겨울철 건조한 공기에서는 증상이 더 심해지고, 습하고 더운 여름철에는 상처를 통해 세균이나 진균이 유입되어 감염으로 악화될 수도 있다.

피부의 건강 상태를 나타내는 주요 지표

- **피부 활성산소 지수** : 체내 산화 스트레스 수준을 나타내며, 이 수치가 높을수록 자신의 연령대보다 피부 노화가 더 빠르게 진행될 가능성이 높다는 것을 의미한다.

- **피부 콜라겐** : 콜라겐은 동물 세포의 조직을 구성하는 주요 단백질로, 인체 구조의 약 30%를 차지하며 피부, 뼈, 연골, 인대, 각막 등에 분포한다. 특히 피부 진피층의 콜라겐이 분해되면 피부를 지탱하지 못해 주름이 잘 생긴다.

- **피부 피지(지성도)** : 지성피부는 피지선의 활성이 높아져 피지 분비량이 많은 상태를 말한다. 피지 분비가 많으면 피부가 두껍고 모공이 넓어지며 여드름이

발생하기 쉽지만, 상대적으로 주름은 덜 생기는 편이다. 청결 관리와 자외선 차단, 피지 조절 제품 사용이 도움이 된다.

- **피부 면역 상태** : 피부로 유입되는 바이러스, 세균, 곰팡이 등의 균형에 따라 피부의 면역 방어력이 높아지거나 약해질 수 있다. 피부 장벽과 면역세포가 건강해야 외부 병원체를 효과적으로 막을 수 있다.

- **피부 수분** : 건강한 피부는 20~30% 정도의 수분을 함유하고 있다. 그런데 건조한 공기, 냉난방기, 나쁜 식습관이나 수면 부족, 과도한 세정제 사용 등이 반복되면 각질층의 수분 부족을 유발해 주름과 트러블이 생기기 쉽다.

- **피부 수분 손실량** : 건강한 피부는 20~30% 정도의 수분을 머금고 있다. 그러나 날씨가 건조하거나 수분 증발을 막아주는 피지 분비가 원활하지 않으면 수분 손실이 커져 피부가 쉽게 건조해질 수 있다. 피부의 피지선이 제 기능을 하여 적절한 피지를 분비해야 수분 손실을 최소화하고 피부의 촉촉함을 유지할 수 있다.

- **모세혈관 확장(혈관확장증)** : 말단 모세혈관이 막히거나 확장되면 볼, 목, 복부, 엉덩이 등에 붉은 반점이나 거미줄 모양의 혈관이 나타날 수 있다. 얼굴이 후끈거리거나 따가운 증상이 동반될 수 있는데, 이는 간 기능 저하로 혈액이 탁해져 순환이 원활하지 않거나 비타민C · 단백질 부족으로 혈관 탄력이 떨어질 때 자주 발생한다.

- **피부 탄성** : 강한 자외선에 장시간 노출되면 콜라겐과 탄력섬유가 손상되어 피부의 탄력이 떨어지고 노화가 촉진된다.

- **피부 멜라닌** : 멜라닌 색소는 피부, 점막, 망막, 모발 등에 존재하며 자외선으로부터 세포를 보호한다. 멜라닌이 부족하면 자외선에 의한 손상 위험이 높아지고, 반대로 멜라닌이 과도하면 기미나 잡티가 생길 수 있다.

- **피부 각질** : 피부는 보통 4주 주기로 각질층이 탈락하며 새로운 세포로 교체된다. 혈액 순환이 원활하면 신진대사가 활발해져 각질 탈락 주기가 정상적으로 유지되어 피부가 맑아 보인다. 반대로 순환이 원활하지 않으면 각질이 쌓여 피부가 칙칙해질 수 있다.

피부 건강은 이렇게 개선하자

피부 질환은 크게 세균·바이러스 등의 병원체가 원인인 경우, 위장장애·간 질환·신장 질환·대사장애·혈액질환·종양 등과 연관된 경우, 뇌하수체·갑상선·부신·생식선 등의 내분비장애에 의해 생기는 경우로 나눌 수 있다. 이외에도 유전성과 알레르기성 피부 질환이 있다.

피부 질환의 원인을 따지고 들어가다 보면 대부분 혈액 내 독소로 귀결된다. 따라서 피부 질환을 개선하려면 무엇보다 독소를 없애고 혈액을 깨끗하게 하는 것이 중요하다. 특히 '장–간–혈액–피부'는 서로 긴밀히 얽혀 있으므로 장, 간, 혈액, 피부의 독소 관리를 함께 고려해야 한다.

장독소 해독하기

장독소는 대부분 잘못된 식습관에서 비롯되며, 유해균 증식과 장 투과성 증가(일명 '새는장증후군')를 유발한다. 정상인의 대장에는 약 2,000여 종, 38조 개의 미생물이 존재하며 유익균과 유해균이 균형을 이룬다.

그러나 항생제 남용, 육류·인스턴트식품 과잉 섭취 등으로 유해균이 늘면 장벽이 약해져 장내 독소가 혈액으로 스며들 수 있다.

인체의 체취도 이와 무관하지 않다. 장에 독소가 많은 사람은 체취가 고약해지기 쉽다. 장에 쌓인 독소가 화학적으로 변환되어 체취로 발현되고, 피부 점막을 자극해 각종 피부 질환으로 나타날 수 있다.

이런 경우에는 내 몸에 맞는 유산균과 식이섬유를 충분히 섭취해 장내 미생물 균형을 맞추고 장 투과성을 개선해주는 것이 도움이 된다.

간독소 해독하기

약물 유래 독소, 알코올처럼 간에 해로운 독성 물질이나 장독소가 혈액을 타고 들어오면 간에서 해독되어야 한다. 하지만 간독소가 이 기능을 방해하거나 간세포를 손상시키면 일부 독소가 해독되지 못한 채 다시 혈액으로 흘러든다. 간독소를 제거해 간의 해독 기능을 되살리려면 간 기능 저하 원인을 먼저 찾고 교정하면서 식물성 단백질과 밀크씨슬 추출물, 비타민B군, 비타민C 등 항산화 영양소를 충분히 섭취하면 도움을 받을 수 있다.

혈액 독소 해독하기

간에서 완전히 해독되지 못한 독소는 혈액을 타고 전신으로 퍼진다. 혈액에 독소가 많으면 정맥의 특정 부위에 쌓여 면역 시스템을 교란시키고 다양한 피부 질환으로 이어질 수 있다.

혈액 독소를 줄이려면 비타민과 칼슘·마그네슘 같은 미네랄을 충분히 보충하는 것이 좋다. 오메가-3와 비타민E는 혈액 순환을 원활히 하고 산화를 억제하는 데 도움이 된다. 필요하다면 혈액검사나 모발검사를 통해 부족한 영양소를 점검해 보완하는 것도 방법이다.

피부 독소 해독하기

혈액 독소가 피부로 투사되면 피부 독소로 작용해 염증성 물질인 사이토카인을 증가시키고 피부 질환을 유발한다. 사이토카인은 백혈구의 일종인 림프구가 항원에 대한 항체를 만들도록 유도하는 면역 단백질로 염증반응과 항염증반응을 조절해준다. 피부 독소 해독에 도움 되는 대표적인 영양소로는 점막 영양소인 카로티노이드, 비타민C, 비타민B_7, 아연 등이 있다.

피부 건강을 지키는 생활습관 & 식이요법

피부 관리의 핵심은 장-간-혈액-피부가 연결되어 있다는 점을 잊지 않고 식생활, 생활습관, 스트레스까지 함께 관리하는 것이다.

올바른 식습관 유지하기

유해균 증식을 억제하고 장벽 손상을 예방하기 위해 가공식품, 인스턴트식품, 정제당 섭취를 줄이고, 채소와 과일, 발효식품(김치, 요거트, 된장 등)을 꾸준히 섭취해 장내 유익균을 늘리고 환경을 개선한다. 비타민C와 비타민E가 풍부한 과일(키위, 베리류, 감귤류)과 채소(브로콜리, 시금치 등)는 피부와 간의 산화 스트레스를 줄이는 역할도 한다. 하루 1.5~2ℓ 정도의 물을 꾸준히 마시면 혈액 순환과 노폐물 배출이 원활해진다.

건강한 장, 간 만들기

마늘, 양파, 브로콜리, 부추, 도라지 등은 간 해독 효소를 활성화하고 장내 독소 제거를 돕는다. 알코올, 카페인, 자극적인 음식은 간 기능을 떨어뜨리고 혈류 순환을 방해하므로 최소한으로 섭취한다.

규칙적으로 운동하고 충분히 수면하기

일주일에 3회 이상 걷기, 가벼운 조깅, 스트레칭 등 유산소 운동을 하면 땀 배출로 노폐물이 제거되면서 혈액 순환이 좋아진다. 더불어 매일 7~8시간의 충분한 숙면은 성장호르몬과 멜라토닌 분비를 정상화한다.

피부를 청결히 하고 자극을 최소화하기

지나친 세정제 사용은 피하고 미온수로 세안한 뒤 적절한 보습제를 사용해 피부 장벽을 보호한다. 또한 외출 전 자외선 차단제를 꼼꼼히 발라 자외선으로 인한 피부 세포 손상과 주름 생성을 예방한다.

스트레스 관리하기

스트레스로 인해 코티솔이 과다 분비되면 간 기능이 저하되고 장벽이 손상된다. 이를 예방하려면 평소 명상이나 취미 활동을 하고, 따뜻한 물로 반신욕을 하거나 따뜻한 허브차를 마시는 등 심신의 긴장을 풀어주는 습관을 실천한다.

면역세포는
어떻게 우리 몸을 지킬까?

건강은 면역력이 좌우한다. 면역은 면역세포와 면역물질이 담당하고, 그 중심은 백혈구이다. 백혈구는 크게 단핵구(조직에 들어가면 대식세포로 분화), 과립구, 림프구로 나뉜다. 관점에 따라 분류는 달라질 수 있지만, 이렇게 나누면 이해가 쉽다. 건강한 인체에서 백혈구는 단핵구 2~10%, 과립구 50~70%, 림프구 20~30% 비율로 존재한다.

단핵구

단핵구는 무과립성 백혈구로, 백혈구 중에서 가장 크다. 골수에서 생성되어 혈액을 따라 돌다가 조직으로 이동하면 대식세포나 수지상세포로 분화하여 선천면역뿐만 아니라 적응면역에도 중요한 영향을 미친다.

대식세포

대식세포는 단핵구가 조직으로 이동해 분화한 면역세포로, 세균·바이러스·진균 등 외부 병원체를 잡아먹는다. 대식세포는 잡아먹은 병원체를 리소좀이라는 특수한 소기관을 통해 작은 조각으로 분해한 뒤 항원으로 가공해 T세포에 제시함으로써 T세포와 B세포의 활성을 유도하고, 항체 생성이 이루어지도록 간접적으로 촉진한다. 직접 항체를 생산하지는 않지만, 항원 제시 역할로 면역반응을 크게 강화한다.

대식세포는 염증반응을 조절해 감염 부위로 다른 면역세포들을 유인하고 활성화하는 역할도 한다. 즉 염증반응은 감염이나 조직 손상에 대한 자연스러운 면역반응으로, 대식세포가 염증 매개체인 사이토카인과 케모카인을 분비해 다른 면역세포들이 모이도록 돕는다.

이렇듯 대식세포는 손상된 조직과 세포 잔해를 청소해 조직 회복과 정상 기능 유지에 기여하는 덕분에 우리 몸의 '특공대'라 불릴 만하다.

수지상세포

수지상세포는 단핵구 계열에 속하는 대표적인 항원제시세포(APC)로, 우리 몸에서 면역반응의 시작을 담당한다. 외부에서 침입한 세균이나 바이러스, 암세포 조각 등을 포착해 처리한 뒤 그 정보를 T세포에 전달해 '적의 정보'를 알린다.

수지상세포는 림프절로 이동해 T세포를 활성화하고, T세포가 효과적으로 작동하도록 도와 면역 시스템이 원활히 돌아가게 한다. 초기 면역반응을 유도하고 조율하는 데 핵심적인 역할을 하는 매우 중요한 세포이다.

백혈구의 종류		
과립구 (핵이 둘 이상의 엽으로 나뉨)	무과립 (과립 없이 말굽 모양의 핵을 가짐)	
호산구 호염구 호중구 비만세포	림프구 T세포 B세포 NK세포	단핵구 대식세포 수지상세포

과립구

과립구는 골수에서 생성되어 혈액을 통해 전신을 순환하다가 감염이 발생하면 그 부위로 이동해 비교적 큰 세균이나 이물질을 포식하여 제거하고, 세균을 죽이는 강력한 화학물질을 분비해 화농성 염증을 일으켜 치유한다. 그러나 단발적인 포식 활동으로 끝나기 때문에 세균이나 이물질과 싸워도 면역이 형성되지는 않는다. 생존 기간은 1~2일로 짧으며, 스트레스 상황에서 증가하고, 혈액 속을 떠다니다가 점막에서 수명을 다한다.

과립구는 호산구, 호염구, 호중구, 비만세포로 분류된다.

호산구

호산구는 주로 기생충 감염과 알레르기 반응, 조직 손상에 관여한다. 손상 부위로 이동해 조직 손상을 억제하고 염증반응을 조절한다. 과립 내에는 기생충을 죽이거나 염증 물질을 방출하는 과립체가 포함되어 있다.

호염구

호염구는 과립구 중 가장 크기가 작으며, 알레르기 반응과 염증 조절에 관여한다. 호염구는 과립 내에 히스타민과 세로토닌을 포함하고 있어 혈관을 확장시키고 혈관 투과성을 증가시켜 백혈구가 쉽게 들어가도록 돕고 염증을 유발한다.

호중구

과립구 중 가장 많은 수를 차지하는 호중구는 세균, 진균, 기생충 등의 병원체를 포식하여 파괴한다. 호중구는 자신의 DNA와 단백질을 방출해 병원체를 덫처럼 포획하고, 리소좀과 함께 소화하여 제거한다.

비만세포

비만세포는 히스타민과 헤파린 등을 함유한 과립구로, 알레르기 반응의 핵심 면역세포다. '비만세포'라는 이름은 히스타민 등을 다량 저장해 세포가 부풀어 보이기 때문에 붙여졌으며, 지방과는 관련이 없다.

비만세포는 대식세포와 함께 호중구를 유도하는 물질을 분비해 선천면역에 기여한다. 또한 면역물질을 방출해 기생충을 공격하고 다른 면역세포들이 감염 부위로 몰려들도록 유도한다.

림프구

림프구는 대식세포가 처리하기 어려운 바이러스나 특정 항원을 특이적으로 인식해 제거하는 역할을 한다. 림프구는 항원이 체내로 들어오기 전까지는 림프절에서 휴면 상태로 있다가 항원이 들어오면 급속히 분열해 항원이 있는 부위로 몰려가 전투를 수행한다. 이때 대식세포가 방출하는 사이토카인이 림프구에 신호를 보내면 림프구는 면역글로불린(항체)을 만들어 항원에 결합시켜 제거한다. 전투가 끝나면 림프구는 다시 휴면 상태로 돌아간다.

림프구는 항원을 기억하는 능력이 있어 동일한 항원이 다시 침입하면 즉시 활성화되어 재차 방어한다. 이를 통해 인체가 획득면역을 유지할 수 있는 것이다. 림프구는 크게 T세포, B세포, NK세포로 나뉜다.

T세포

T세포는 T림프구라고도 하며 림프구 중 약 70%를 차지한다. T세포는 바이러스에 감염된 세포나 암세포 등 비정상 세포를 직접 인식하고 제거한다. 생존 기간은 10~20년 정도로 비교적 길다. T세포는 역할에 따라 헬퍼T세포, 세포독성T세포, 억제T세포로 구분된다.

- **헬퍼T세포** : 항원제시세포(APC)에 의해 활성화되며, 다른 면역세포들을 조절·지원하는 사이토카인을 분비해 면역반응을 조율한다.
- **세포독성T세포** : 바이러스에 감염된 세포나 암세포 표면의 특정 단백질을 인식해 직접 파괴한다.
- **억제T세포** : 과도한 면역반응을 억제해 자가면역질환 등 부작용을 예방한다.

B세포

B세포는 주로 항체를 생성해 면역반응을 수행하는 백혈구의 일종으로, 골수에서 생성되고 성숙한다. 성숙한 B세포는 림프절과 비장 등으로 이동해 항체 반응에 참여한다. 항원이 침입하면 B세포는 증식해 플라즈마세포로 분화하며, 항체를 생성해 바이러스나 세균 등을 중화시킨다.

B세포는 평균 6개월 정도 생존하며, 항체 생산 외에도 T세포에 항원을 제시하거나 사이토카인을 분비해 다른 면역세포를 활성화하는 등 면역반응을 조절한다.

NK세포

NK세포(Natural Killer Cell, 자연살해세포)는 선천면역체계의 핵심 요소로, 바이러스에 감염된 세포나 암세포의 표면에 나타나는 특정 분자를 인식하고 세포독성 과립을 방출해 감염 세포나 암세포를 직접 파괴하여 그 증식을 억제하고 제거한다. NK세포는 주로 혈액, 림프, 전신 조직에 널리 분포하며 평균 3주 정도 생존한다.

또한 NK세포는 항원제시세포(APC)의 기능을 조절하거나 인터페론감마(IFN-γ)·종양괴사인자(TNF) 등 다양한 사이토카인을 분비해 면역반응을 강화하고 염증반응을 조절하며 다른 면역세포들의 활성을 돕는다.

NK세포의 활성은 스트레스, 노화, 질병 등 외부 요인의 영향을 받기 때문에 NK세포 기능이 저하되면 면역력 약화로 이어질 수 있다.

위에서 본 바와 같이 백혈구는 인체 면역체계의 핵심 요소로서 우리 몸을 감염과 질병으로부터 보호하는 역할을 한다. 백혈구는 자율신경계와도 연결되어 있어 교감신경이 항진되면 과립구가 증가해 과도한 염증 반응이 나타나 정상 조직까지 손상될 수 있고, 이로 인해 만성 염증이 이어지면 자가면역질환(관절염, 루푸스, 혈관염 등)이나 암 발병 위험이 높아질 수 있다. 반면 부교감신경이 항진되면 림프구가 증가해 항원에 과민하게 반응하여 알레르기질환(아토피피부염, 비염, 천식 등)을 유발할 수 있다. 이처럼 자율신경은 백혈구 시스템을 지배하므로 교감신경과 부교감신경의 균형이 무엇보다 중요하다.

면역체계에 문제가 있을 때 생기는 일들

면역체계에 이상이 생기면 나타나는 대표적인 증상이 자가면역질환과 알레르기질환이다. 두 질환 모두 면역과 깊은 관련이 있지만, 원인과 작동 기전에서 차이가 있으며, 치료제도 다르게 사용한다.

자가면역질환은 면역체계가 자신의 조직이나 세포를 외부 침입자로 잘못 인식해 공격하는 질환으로, 만성적인 염증이 발생해 다양한 증상을 유발한다. 류마티스관절염, 루푸스, 다발경화증 등이 대표적인 자가면역질환이다. 아직 자가면역질환의 정확한 원인은 밝혀지지 않았지만, 유전적 요인과 환경적 요인(바이러스 감염, 스트레스, 호르몬 변화 등)이 복합적으로 작용해 발병하는 것으로 알려져 있다. 최근 연구에서는 장 건강이 저하되거나 장누수증후군이 발생할 경우 자가면역반응에 영향을 줄 수 있다고 밝혀지기도 했다.

알레르기질환은 면역체계가 외부 물질에 대해 과민반응을 일으키는 것을 말한다. 원래 무해한 꽃가루, 음식, 약물 등이 면역계에 의해 위험

자가면역질환의 발생 과정

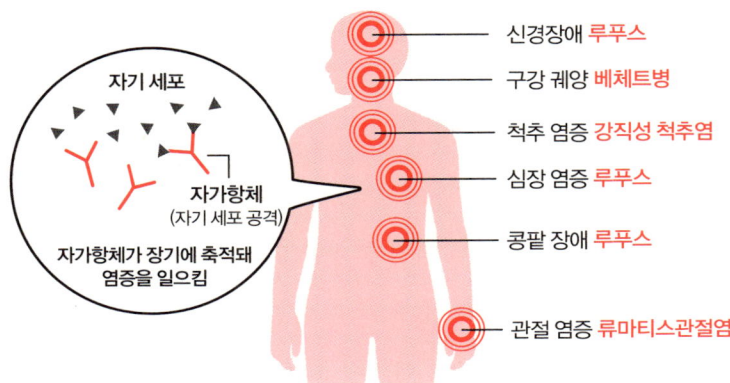

알레르기질환의 발생 과정

정상적인 면역반응

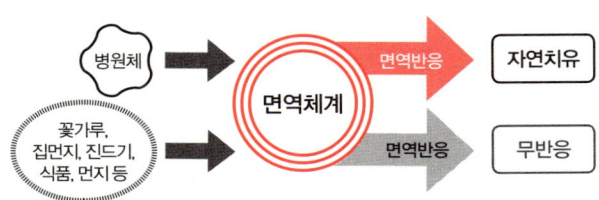

알레르기(과민한 면역반응)

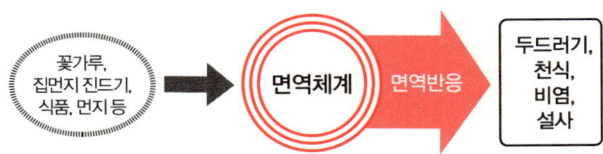

한 물질로 오인되어 히스타민 같은 화학물질이 과도하게 분비되고 염증을 유발한다. 알레르기비염, 천식, 아토피피부염 등이 이에 해당한다. 면역계가 과민반응을 일으키는 물질을 알레르겐이라 하며, 알레르겐에 노출되면 항체가 생성되고 다시 알레르겐과 결합해 과민반응이 일어난다.

요약하자면, 자가면역질환은 자신의 조직을 공격하는 면역체계의 오류이고, 알레르기질환은 외부 물질에 대한 과민반응이다. 원인과 기전은 다르지만 자연의학 관점에서는 둘 다 백혈구의 이상 반응이라는 점에서 하나로 본다. 즉 백혈구의 기능이 정상화되면 자가면역질환과 알레르기질환 모두 좋아질 수 있다. 백혈구의 기능을 정상화하는 핵심은 혈액을 맑게 하고 막힌 혈관을 뚫어 혈류를 개선하는 것이다. 이를 위해서는 장과 간의 기능이 우선적으로 좋아져야 한다.

시작점은 바로 장

장이 건강하지 않으면 면역체계에도 문제가 생긴다. 특히 자가면역질환은 장 건강이 무너지면 발생하기 쉬운 대표적인 질환이다. 원래는 자신을 보호해야 할 면역체계가 오히려 자신의 몸을 공격하는 상태가 되는 것이다. 이는 장이 약해지고 장내 유해균이 늘어나 유익균의 활동이 억제되면 면역 균형이 깨져 발생한다.

면역의 70% 이상을 담당하는 장이 무너지면 이를 보완하기 위해 비장이 과도하게 작동하게 된다. 비장은 감염이나 위기 상황에서 빠르게 대응하는 역할을 하는데, 이런 상황이 오래 지속되면 비장이 혹사되어 붓거나 염증이 생길 수 있고, 면역계 핵심인 항체 형성이 제대로 이루어지지 않을 수 있다. 항체는 주로 B세포가 만들어내지만, 비장은 이 과정에서 면역세포를 저장하고 활성화하는 등 조절자 역할을 한다. 이 때문에 어린 시절부터 비장이 약한 아이들은 백신을 맞아도 충분한 항체가 형성되지 않는 경향이 있다.

결국 장이 나빠지고 면역 균형이 깨지면 T세포의 조절 기능도 약해져 자기와 비자기를 구분하지 못해 백혈구가 자신의 조직을 공격하는 일이 벌어진다. 이런 메커니즘으로 루푸스, 류마티스관절염 같은 자가면역질환이 발생한다. 따라서 자가면역질환을 개선하려면 장을 회복시키고, 비장과 간의 기능을 강화해야 한다.

어떤가? 자가면역질환의 출발점은 결국 '장'이다. 장은 면역계 질환과 깊게 연결되어 있으며, 장을 살리는 것이 곧 면역을 살리는 길이다.

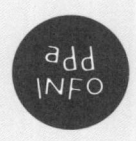

병원체 침투 시
백혈구 활동의 메커니즘

우리 몸이 세균이나 바이러스 등 병원체에 의해 공격을 받으면 상피세포와 비만세포, 호염구 등이 히스타민을 분비하여 혈관을 확장하고 모세혈관의 투과성을 높여 백혈구가 감염 부위로 빠르게 모여들 수 있도록 한다.

이때 가장 먼저 대응하는 것이 선천면역반응이다. 대식세포, 과립구, NK세포 등이 앞장서서 침입한 병원체를 포식하고 제거한다. 그러나 선천면역만으로 감염을 완전히 제거하지 못할 경우 후천면역반응이 뒤따른다.

대식세포(또는 수지상세포)는 병원체를 포식한 뒤 그 일부를 항원으로 가공해 항원제시세포(APC) 역할을 한다. 이 항원 정보를 받은 헬퍼T세포는 인터류킨 같은 사이토카인을 분비하여 림프구인 B세포를 자극하고, B세포는 항체를 만들어 항원을 공격한다.

실제로는 피부나 점막 같은 상피선에서 대부분의 병원체가 1차 방어로 차단된다. 침입을 뚫고 들어온 병원체는 선천면역으로 대부분 3일 이내에 제거되며, 늦어도 일주일 이내에 해결된다. 후천면역은 주로 3일 이후 또는 일주일 뒤부터 본격 가동되어 남은 병원체를 처리하고, 동일한 항원이 다시 들어올 경우를 대비해 기억세포를 형성한다.

이러한 메커니즘 덕분에 감기 바이러스가 체내에 침입해도 보통 일주일 내에 자연스레 치유되는 것이다. 우리 몸은 이렇게 단계적이고 정교한 방어 기전을 통해 병원체를 퇴치하고 건강을 유지한다.

병원체 침투 시 백혈구 활동의 메커니즘

선천면역반응

우리 몸이 세균이나 바이러스 같은 병원체에 노출되었을 때 가장 먼저 작동하는 면역반응이다. 선천면역은 병원체의 침입에 즉각 반응하는 비특이적 방어기전으로, 피부와 점막 같은 물리적 장벽, 땀과 위산 같은 화학적 장벽, 대식세포, NK세포, 과립구 등 다양한 면역세포를 포함한다.

⇩

염증반응

이 과정에서 병원체를 제거하고 손상된 조직을 회복시키기 위해 염증반응이 함께 일어난다. 염증반응은 선천면역의 핵심으로, 히스타민 등 화학물질이 분비되어 혈관을 확장시키고 모세혈관의 투과성을 높여 백혈구가 빠르게 이동할 수 있도록 한다. 이때 나타나는 발적, 발열, 통증, 부종은 모두 자연스러운 면역방어 과정이다.

⇩

후천면역반응

병원체가 선천면역의 방어선을 뚫고 침입하면 후천면역반응이 시작된다. 후천면역은 병원체를 특정해 인식하고 기억하는 특이적 방어기전으로, B세포가 항체를 생성하고 T세포가 활성화되어 병원체를 찾아 제거한다. 대식세포는 병원체를 포식해 그 정보를 T세포에 전달하고, T세포는 B세포가 항체를 만들 수 있도록 돕는다.

조직 손상 제어

면역반응 과정에서 조직 손상이 발생하면 면역세포가 손상 부위로 이동해 파편을 청소하고 성장인자를 분비하여 조직 손상 제어와 치유를 돕는다.

면역기억

또한 후천면역은 병원체를 한 번 인식하면 이를 기억하는 면역기억 기능이 있어, 동일한 병원체가 다시 침입하면 더 빠르고 강력한 방어반응을 일으킨다. 이 덕분에 우리 몸은 같은 병원체에 재감염되더라도 효율적으로 대응할 수 있다.

면역 상태를 나타내는 주요 지표

● **림프절 지수** : 림프절은 전신에 분포한 림프관의 중간에 위치하는 결절 모양의 주머니로, 600~800개 정도가 몸에 존재한다. 머리와 목 부위에만 300여 개가 있으며, 장과 겨드랑이에도 많이 분포해 있다. 림프절은 림프구를 활성화하고 증식시켜 림프관에 침입한 세균이나 바이러스 등 항원을 처리한다. 항원이 침투하면 이를 림프관으로 이동시킨 뒤 가까운 림프절로 보내 제거한다.

● **편도 면역 지수** : 편도는 구강 안쪽과 인두 경계에 위치한 가장 큰 림프조직으로, 백혈구가 모여 호흡기 점막에 붙은 세균과 바이러스를 걸러내고 방어하는 역할을 한다.

● **골수 지수** : 골수는 뼈 속 빈 공간을 채우는 부드러운 조직으로, 대부분의 적혈구, 백혈구, 혈소판이 만들어지는 혈액 생성의 핵심 기관이다.

● **비장 지수** : 비장은 전신을 순환하는 혈액을 정화하고 새 혈액을 보충하며, 백혈구를 활성화해 항체 생성과 면역반응을 돕는다.

● **흉선 지수** : 흉선은 T림프구가 성숙하고 훈련되는 기관으로, 심장 건강과도 밀접한 관련이 있다. 흉선 기능이 떨어지면 자가면역질환이나 알레르기질환에 노출되기 쉽다.

● **면역글로블린 지수** : 혈청단백질은 알부민(약 55~65%)과 글로블린(약 35~45%)으로 구성된다. 알부민은 혈액 농도를 유지하고 영양소와 호르몬을 운반하는 역할을 한다. 그러나 노화나 만성 염증, 간질환이 있으면 알부민 수치가 낮아지고, 상대적으로 항체 원료인 글로블린 비율이 높아진다. 알부민이 저하되면 간의 해독 기능이 떨어지고 면역 기능도 약화될 수 있다. 따라서 혈청단백질의 균형은 간 건강과 면역 상태를 가늠할 수 있는 중요한 지표로 활용된다.

면역력은
이렇게 강화하자

면역력은 우리 몸을 질병으로부터 보호하고 건강을 유지하는 핵심 요소로, 면역력을 유지하고 강화하는 데는 영양소의 역할이 매우 중요하다. 특히 비타민C, 비타민D, 아연, 셀레늄, 단백질은 면역세포의 활동을 지원하고 면역체계를 튼튼히 해준다.

영양소가 풍부한 채소와 과일 섭취하기

현미, 채소, 과일은 면역력 강화에 필수인 영양소가 풍부하다. 특히 녹색 잎채소에는 비타민C, 칼륨·칼슘·마그네슘 같은 미네랄, 카로티노이드·폴리페놀 등의 항산화물질이 가득해 강력한 면역 기능을 지원한다. 체리, 오렌지, 레몬, 자몽 같은 과일은 비타민C와 항산화물질, 식이섬유가 풍부하여 면역세포를 활성화하고 체내 독소 제거를 돕는다. 식이섬유는 장내 유익한 미생물의 먹이가 되므로 장 건강과 면역력 유

지를 위해 필수다.

유익한 미생물이 살아 있는 발효식품 섭취하기

면역력의 60% 이상은 장에서 결정되므로 장내 미생물 균형을 지키는 것이 매우 중요하다. 김치, 된장, 자연 발효 젓갈류 등의 발효식품은 유익한 미생물인 프로바이오틱스가 풍부하여 장내 환경을 개선하고 장벽 기능을 강화한다. 다만, 젓갈류는 염도가 높으므로 적당량만 섭취하는 것이 좋다.

음식만으로는 유산균 섭취에 한계가 있으므로 좋은 유산균 제품을 최소 하루에 한 번, 아침에 섭취하는 것이 좋다. 가능하다면 대변 분석을 통해 장내 미생물 생태계를 파악하고, 내 몸에 맞는 맞춤형 유산균을 선택하면 효과를 높일 수 있다.

항산화 작용을 강화하는 음식 섭취하기

항산화물질은 유해산소로부터 세포를 보호하고 면역세포의 기능을 유지하는 데 꼭 필요하다. 현미, 콩, 견과류, 씨앗, 양파, 마늘, 버섯, 등 푸른 생선, 해조류에는 비타민E, 아연, 셀레늄, 구리 등이 풍부하므로 자주 섭취하는 것이 좋다.

특히 현미를 주식으로 하면 장이 깨끗해지고 혈액도 맑아진다. 현미는 껍질과 씨눈이 살아 있는 곡물로 식이섬유와 미네랄, 비타민이 풍부하다. 백미와 달리 현미는 피트산 등으로 미네랄 흡수를 일부 방해할 수 있지만, 충분히 불려서 먹으면 문제가 없다. 현미멥쌀과 현미찹쌀을

5:5로 섞어 7~8시간 정도 물에 불려 밥을 지으면 식감 좋은 현미밥이 된다.

적정량의 단백질 섭취하기

단백질은 근육 유지뿐만 아니라 면역세포를 구성하고, 항체와 효소의 원료가 되기 때문에 충분히 섭취할 필요가 있다. 다행인 점은 단백질은 일정량 이상 섭취하면 자연스레 포만감이 느껴져 과잉 섭취 가능성이 낮다는 것이다. 닭고기, 생선, 두부, 콩 등이 양질의 단백질 공급원이다. 권장 섭취량은 일반적으로는 체중 1kg당 1g 정도이고, 활동량이 많으면 체중 1kg당 1.2~1.5g 정도이다.

부족한 영양소 보충하기

일상적인 식사만으로 모든 영양소를 채우기 어렵다면 종합비타민과 미네랄 보충제를 활용해도 좋다. 가장 좋은 방법은 혈액검사나 모발검사로 부족한 영양소를 파악해 맞춤형으로 보충하는 것이다.

보충제는 합성원료로 만든 것보다 천연원료로 만든 제품을 권장한다. 자연 유래 성분은 흡수율과 생체 이용률이 상대적으로 높고, 부원료로 식물성 성분이 함께 들어 있어 흡수와 효능 면에서 더 유리할 수 있다.

추천 영양소로는 비타민C, 비타민D, 비타민E, 오메가-3, 코엔자임 Q_{10} 등이 있다. 비타민C는 면역세포 활성화를 돕고, 비타민D는 면역 균형에 중요한 역할을 한다. 비타민E와 오메가-3는 혈액 순환을 원활하게 하고 항산화 작용을 강화한다. 코엔자임Q_{10}은 미토콘드리아의 에너지 연소를 돕고 유해산소 생성을 억제하는 데 효과적이다.

처음엔 유산균과 단백질부터 시작해 비타민C, 칼슘·마그네슘, 오메가-3로 확장하고, 필요하다면 종합비타민과 미네랄로 관리하면 좋다.

규칙적인 운동, 충분한 수면, 스트레스 관리하기

규칙적인 운동은 근육 강화뿐만 아니라 혈액 순환과 면역세포 활성화에 필수다. 유산소 운동과 근력 운동을 하루 40분, 주 4회 이상 실천해보자.

하루 7~8시간 충분한 숙면도 중요하다. 가능하면 오후 11시 이전에 잠자리에 들어야 간과 쓸개의 해독과 대사 작용이 활발하게 이루어져 몸이 회복된다.

스트레스는 면역세포의 기능을 떨어뜨리고 영양소 소모를 촉진하므로 요가, 명상, 산책, 음악 감상 등으로 긴장을 풀어 스트레스를 관리하는 것이 좋다.

9강
우리 몸의 정체성, 생식기관

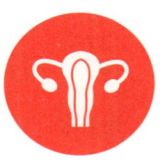

남성과 여성의 생식기관은 남성과 여성을 구분하는 잣대이며, 비록 모양과 기능은 다르지만 생명 탄생에 있어 중심이 되는 기관이기에 다양한 질병 예방과 건강 관리에 대한 이해가 필요하다. 생식기관에 대해, 이를 지키는 방법에 대해 제대로 알아보자.

생명의 탄생과
건강한 삶을 위한 조건

　남성과 여성의 생식기관은 구조와 기능은 다르지만, 생명의 탄생과 건강한 삶에 꼭 필요한 역할을 한다는 공통점이 있다. 이러한 생식기관의 기능을 잘 유지하려면 구조와 역할, 관련 질병에 대해 제대로 알고, 평소 건강관리에 신경 쓰며 예방에 힘써야 한다. 특히 40대 이후에는 남성은 전립선, 여성은 유방과 자궁 건강에 더 신경을 써야 한다.
　생식기관 건강을 지키려면 균형 잡힌 식사를 유지해야 한다. 현미채식을 중심으로 비타민, 미네랄, 항산화물질이 풍부한 식단은 호르몬 균형 유지에 도움이 된다. 다만 육류, 유제품, 인스턴트식품은 과잉 섭취를 피하는 것이 좋다. 규칙적인 운동은 호르몬 조절과 혈액 순환, 체중 관리에 도움이 되며, 스트레스는 호르몬 불균형을 초래할 수 있으므로 명상이나 취미 활동으로 풀어야 한다. 흡연과 과음은 생식기관 건강에 해롭기 때문에 줄이고, 카페인 음료도 절제하는 것이 바람직하다. 성병 예방을 위해 콘돔 사용 등 안전한 성생활도 중요하다.

여성 생식기관은 어떤 일을 할까?

여성의 생식기관 중 주의 깊게 관리해야 할 대표적인 기관은 자궁과 난소이다. 아래는 자궁과 난소의 구조와 역할에 대한 기본 설명이다.

자궁의 구조와 역할

자궁은 난소에서 분비되는 여성호르몬의 변화에 매우 민감하게 반응하는 생식기관이다. 포유류의 새끼인 태아가 자라는 곳으로, 골반 안쪽, 방광 위쪽과 직장 앞쪽에 위치하며, 직경 수 cm의 배 모양 구조를 하고 있다. 자궁의 크기는 개인차가 있지만 보통 길이 약 8~9cm, 너비 6cm, 두께 2~4cm 정도이며, 임신 시에는 50cm 이상까지 팽창한다. 임신 전 자궁 무게는 평균 50~90g 정도로 알려져 있으며, 임신이 되면 태아와 양수를 포함해 수 kg까지 늘어난다. 자궁은 골반 구조가 지지대 역할을 해 임신 중에도 안정적으로 팽창할 수 있도록 돕는다. 한쪽 끝은 자궁경부를 통해 질과 연결되고, 나머지 끝은 양쪽 나팔관(난관)과 이어져 있다.

자궁의 구조

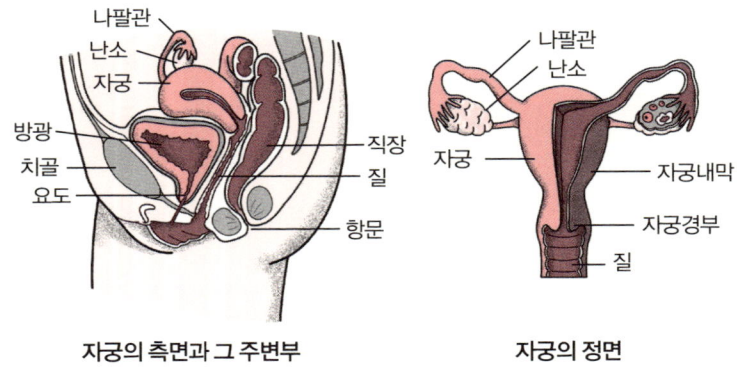

자궁의 측면과 그 주변부   자궁의 정면

　자궁은 방광, 직장, 골반뼈와 다른 장기들의 구조적 안정성을 유지하는 데도 중요한 역할을 한다. 자궁은 방광이 골반뼈 위에 자연스럽게 자리 잡게 하고, 직장이 자궁 뒤쪽에 안정적으로 위치하도록 돕는다. 자궁경부는 질과 연결되어 있는데 머리와 목, 어깨가 연결된 구조로 비유하면 이해가 쉽다. 자궁은 여러 신경 다발과 동맥, 정맥 가지들뿐만 아니라 자궁원인대(자궁원형인대), 자궁천골인대 등 다양한 인대와도 연결되어 있다.

　자궁의 안쪽 점막층을 자궁내막이라 하며, 비임신 기간 동안 헐어지고 재생되기를 반복한다. 수정란이 착상될 경우를 대비해 내막은 예비 혈액을 저장했다가 임신이 아닐 경우 생리혈로 배출된다. 성관계 시 골반 내 혈관이 확장되면서 자궁뿐 아니라 난소, 질, 음순, 음핵 등 주변 생식기로 혈류 공급이 활발해진다.

자궁은 난관을 통해 들어온 수정란을 받아 내막에 착상시키며, 따로 발달된 혈관으로부터 영양분을 공급받아 태아가 자라날 수 있도록 한다. 수정란은 자궁 내에서 배아가 되고 태아로 발달하며, 출산 때까지 자궁 속에 머무른다.

난소의 구조와 역할

여성의 또 다른 중요한 생식기관인 난소에서는 난자가 방출된다. 사람 난자의 크기는 약 100~150㎛로, 눈에 간신히 보일 정도로 작지만 인체 세포 중 가장 큰 세포이다. 이에 비해 정자는 머리 길이가 약 4~5㎛, 꼬리까지 합쳐도 50~60㎛ 정도로 난자에 비해 훨씬 작다.

난소는 배꼽 아래 양쪽에 하나씩 위치하며, 아몬드 모양이다. 크기는 길이 5cm, 두께 1.5cm, 너비 3cm 정도이고, 무게는 약 7g 정도 된다. 여성은 남성과 달리 태어나기 전부터 난소 속에 이미 미성숙 난모세포(제1난모세포)가 들어 있으며, 태아기에는 최대 600만~700만 개였다가 출생 시 약 100만~200만 개, 사춘기에는 약 30만~40만 개가 남는다. 이후 초경부터 폐경까지 한 달에 한 번씩 교대로 난자가 배란되며, 평생 동안 약 400~500개의 난자가 성숙하여 배란된다. 반면 남성은 고령이 되어도 정자를 계속 만들어낸다. 물론 정자의 양과 질은 나이에 따라 점차 감소하지만, 80대까지도 정자를 만들어낼 수 있다.

난소와 여성호르몬

월경(생리)은 여성 신체의 변화 중에서도 가장 예민하고 복잡한 과정이다. 이를 조절하는 것이 바로 여성호르몬이다. 여성호르몬은 크게 난포호르몬(에스트로겐)과 황체호르몬(프로게스테론)으로 나뉜다. 이 두 호르몬의 균형과 변화로 월경은 보통 28일 주기로 섬세하게 진행된다.

프로게스테론은 배란 이후 난포가 변화하여 만들어진 황체에서 분비되며, 임신이 유지될 수 있도록 자궁내막을 안정시키고 젖샘(유선) 발육을 촉진한다. 또한 프로게스테론은 배란 이후 새로운 배란을 억제하여 착상이 잘 이뤄지도록 돕는다. 따라서 임신 중에는 배란이 일어나지 않고 월경도 멈춘다. 피임약은 주로 에스트로겐과 프로게스테론 유사물질을 사용해 배란을 억제하거나 자궁경부 점액을 변화시키고 자궁내막을 변화시켜 착상을 어렵게 하는 원리로 작용한다.

또한 프로락틴은 뇌하수체 전엽에서 분비되는 호르몬으로, 임신 중에는 젖샘 발달과 모유 분비를 촉진한다. 남성의 몸에서도 프로락틴은 정자 성숙과 테스토스테론 기능 조절 등에 관여한다. 임신 중에는 프로락틴 농도가 높아져 배란과 월경이 억제되는데, 프로락틴 수치가 비정상적으로 높으면 무월경이나 생리불순이 생길 수 있다.

여성호르몬의 주기와 임신 과정

난소의 호르몬 분비는 크게 난포기와 황체기로 나뉜다. 월경 시작 후 약 10~14일간은 난포기가 진행되며, 이 시기에는 난포호르몬(에스트로겐)이 분비되어 난포가 성장하고 자궁내막이 두꺼워진다. 난포가 성숙하면 지름이 약 2cm 정도로 자라며, 성숙한 난포가 터져 난자가 배출되는 것을 배란이라 한다. 배란된 난자는 나팔관 입구에 떨어져 나팔관 섬모

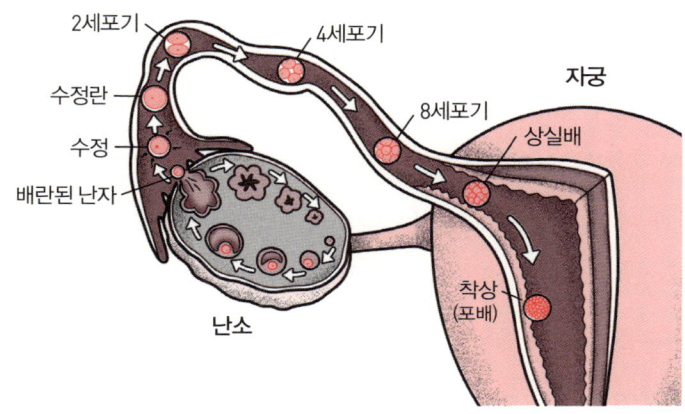

배란부터 착상까지의 과정

운동과 연동운동에 의해 이동한다.

배란이 이루어진 후 난포는 황체로 변화하여 황체호르몬(프로게스테론)을 분비한다. 프로게스테론은 자궁내막의 혈류를 증가시키고 젖샘 발육을 촉진해 임신에 대비한다. 만약 수정이 이루어지지 않으면 황체가 퇴화하면서 프로게스테론이 감소하고, 자궁내막에 비축된 혈액과 조직이 떨어져 나와 월경으로 배출된다.

월경은 배란일로부터 약 14일 후에 시작되며, 보통 28일 주기로 반복된다. 배란이 일어난 지 14일 후에도 월경이 시작되지 않으면 이는 수정이 이루어졌다는 신호가 될 수 있다. 수정란은 나팔관에서 세포분열을 시작해 약 일주일 후 자궁에 도달해 착상한다.

나팔관의 길이는 약 12~15cm이며, 내부는 섬모상피로 덮여 있어 난자 이동을 돕는다. 배란된 난자는 약 24시간 정도 생존하며 그 사이 정자를 만나야 수정이 가능하다. 질에 사정된 수억 마리의 정자 중 100~200마리 정도만 나팔관 입구에 도달하고, 그중 가장 활발한 한 마리가 난자 안으로 들어가 수정이 이루어진다. 나팔관이 막히면 난자와 정자가 만나지 못해 여성 불임의 원인이 된다. 나팔관을 묶어 난자와 정자의 만남을 차단하는 수술이 바로 난관 결찰술이다.

남성과 여성은 발생 초기에는 큰 차이가 없으며, 발달 과정에서 성의 분화가 일어나면서 차이가 나타난다. 여성의 음핵은 남성의 음경, 여성의 대음순은 남성의 음낭과 기원적으로 같다. 여성은 에스트로겐 덕분에 신체 곡선이 부드럽고, 목소리가 부드러우며 비교적 내향적이고 세심한 성향을 보이는 경우가 많다. 폐경기에 들어서면 여성호르몬이 급감해 골다공증 등의 노화 현상이 나타나고, 일부 여성은 호르몬 변화로 인해 정서와 성징에 변화가 생길 수 있다.

여성 생식기관이 건강하지 않을 때 생기는 일들

여성의 생식기관에 문제가 생기면 호르몬 균형이 무너지거나 염증이 발생해 다양한 질환으로 이어질 수 있으므로 평소 관리가 중요하다.

생리통

생리통(월경통)은 일차성 생리통과 이차성 생리통으로 나눌 수 있다.

일차성 생리통은 골반 장기에 뚜렷한 이상이 없는데도 월경 주기와 일치해 발생하는 통증이다. 보통 월경 시작 직전이나 직후부터 통증이 생겨 2~3일간 지속되다 사라지며, 검사에서 별다른 기질적 이상이 없을 때 진단한다. 원인은 자궁내막에서 프로스타글란딘의 과잉 분비로 인한 자궁의 과도한 수축이다. 이때 자궁 혈류가 감소하고 말초 신경의 예민도가 올라가면서 통증이 심해질 수 있다. 필요에 따라 자궁경부 염증 검사나 혈액검사를 진행해 다른 질환 여부를 함께 확인한다.

이차성 생리통은 기질적 원인이 있을 때 진단한다. 보통 월경이 시작되기 1~2주 전부터 통증이 시작되고, 월경이 끝난 뒤에도 통증이 이어지며, 소염진통제나 호르몬제를 복용해도 쉽게 낫지 않는 경우가 많다. 골반 장기의 염증이나 자궁내막증, 자궁근종 등이 대표적인 원인이다. 이때는 정확한 원인을 파악하기 위해 병력 청취와 함께 초음파검사, 복강경 및 자궁경 검사 등을 시행하며, 자궁경부 염증 검사나 혈액검사를 병행하기도 한다.

생리통의 대표적인 증상은 요통과 복통이다. 이는 생리혈 배출 과정에서 혈관 압력이 높아져 혈류 정체가 생기기 때문이다. 혈류 정체를 풀어주고 염증반응을 완화하는 데에는 양질의 오메가-3가 도움이 될 수 있다.

척추나 골반뼈에 통증이 동반되기도 한다. 이는 월경으로 인해 철분 손실이 늘어나고 조혈 과정에서 미네랄 균형이 깨지면 근육 긴장과 신경 자극이 커지기 때문이다. 이럴 때는 칼슘·마그네슘 등 미네랄을 보충해 근육과 신경의 긴장을 풀어주는 것이 좋다. 무엇보다 평소 현미채식 중심의 식단으로 바꿔 호르몬 균형을 잡고 영양 상태를 고르게 유지하는 것이 중요하다.

자궁선근증

자궁선근증은 자궁내막 조직이 자궁의 근육층(자궁근층) 안에서 발견되는 질환이다. 증상이 없는 경우도 있지만 극심한 생리통과 성교통, 월경과다 등 다양한 증상이 나타날 수 있다. 주로 출산력이 있는 40대 여성에게 가장 흔하며, 통증은 월경을 시작하기 약 1주일 전부터 서서히

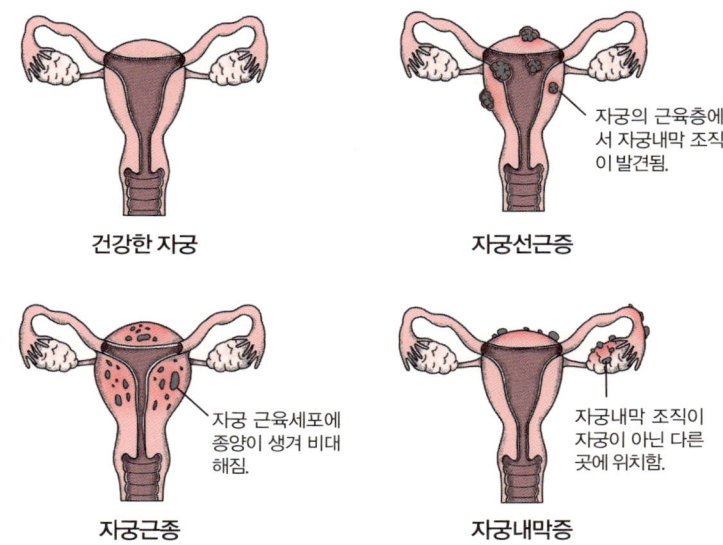

나타나 월경 기간 동안 더욱 심해진다.

골반 내진을 하면 자궁이 커져 있으면서 부드럽게 만져지는 것이 특징이다. 다만 자궁근종이 함께 있으면 자궁 표면이 단단하고 불규칙하게 만져질 수 있다. 자궁선근증 확진을 위해서는 수술로 조직검사를 시행해야 하지만, 실제 임상에서는 초음파나 MRI 검사로도 진단이 가능하다. 생리통의 양상, 골반 내진 소견, 영상검사를 종합해 충분히 추정 진단하고 치료를 결정한다.

자궁근종

자궁근종은 35세 이상 여성의 약 40~50%에서 발생하는 가장 흔한 자궁의 양성종양으로, 증상이 없어 우연히 발견되는 경우가 많다. 자궁근종은 정확한 원인이 밝혀지지 않았지만, 자궁의 근육세포가 비정상적으로 증식해 발생하는 것으로 추정된다.

자궁근종의 증상은 위치와 크기에 따라 다양하다. 생리통보다는 과다 출혈이나 월경 기간 연장으로 나타나는 경우가 흔하며, 하복부 팽만감이나 골반 압박감, 허리 통증 등의 형태로도 나타난다. 근종이 방광을 눌러 아랫배 압박감을 유발하거나 한쪽으로 치우친 하복부 통증을 느낄 수도 있다. 근종이 골반을 가득 채울 정도로 커지면 배변 및 배뇨 장애나 성교통이 동반되기도 한다.

초음파검사만으로 근종이 양성인지 악성인지 정확히 구분하기는 어렵다. 특히 자궁내막에 가까운 점막하 자궁근종은 초음파 자궁조영술이나 자궁경 검사가 필요할 수 있다. 크기가 큰 거대근종은 CT나 MRI 등 추가 영상검사를 통해 정확한 진단을 받는다.

자궁내막증

자궁내막증은 자궁내막과 유사한 조직이 자궁강이 아닌 다른 부위에 존재하는 질환이다. 주로 20~40대 가임기 여성에게 많으며, 특히 30대 여성에서 흔히 발생한다.

초경 이후 생리통이 없던 여성이 수년이 지나 심한 생리통이 나타나면 의심해볼 수 있다. 통증은 진행성이며 매우 심한 편으로, 보통 월경 첫날부터 나타나 월경 기간 내내 지속되거나 월경이 끝난 후에도 수일간 이어지기도 한다. 주로 하복부와 골반에서 둔하고 쑤시는 듯한 통증이 느껴지고 생리통, 성교통, 부정출혈, 배란통 등이 동반될 수 있으며, 난임 혹은 불임의 원인이 되기도 한다.

난소 낭종, 다낭성 난소증후군

난소 낭종은 난소에 생기는 물혹으로, 대개 양성이며 비교적 흔히 발생한다. 배란 시 나타나는 기능성 낭종은 증상 없이 저절로 사라지지만, 간혹 낭종이 파열되거나 꼬이는 경우 갑자기 심한 복통이 나타나고 한 부위가 집중적으로 아픈 경우가 많다. 초음파검사를 통해 낭종의 형태와 파열 여부를 확인할 수 있다.

다낭성 난소증후군은 호르몬 불균형에 의해 생기는 질환으로, 인슐린 저항성과 관련이 깊다. 인슐린 저항성이 커지면 혈당이 증가하고, 혈당 증가를 막기 위해 인체는 더 많은 인슐린을 필요로 한다. 이렇게 해서 체내 인슐린의 농도가 높아지면 당뇨병이나 심혈관 질환 같은 만성질환의 발생 위험이 커지고, 체중 증가, 불규칙한 월경, 난임, 테스토스테론 증가 등으로 이어질 수 있다.

골반염

급성 골반염은 갑자기 아랫배 통증이 발생하며, 보통 월경 주기와 관계없이 나타난다. 진찰 시 아랫배를 누르면 통증이 심하고 양쪽 부속기

부위에도 통증이 생긴다. 성 매개 감염이 원인인 경우가 많으며, 혈액검사와 자궁경부의 균 배양 검사 등을 통해 진단한다.

수술 후 유착

골반 내 장기에 수술을 받으면 조직이 서로 달라붙는 유착이 생길 수 있다. 유착으로 장운동이 방해되거나 장이 늘어나면 주기적이거나 불규칙한 복통이 나타날 수 있다. 유착뿐 아니라 수술로 인한 복벽의 근막, 신경, 주변 구조물의 손상으로도 통증이 생길 수 있다.

자궁경부 협착

자궁경부 협착은 자궁의 출입구인 자궁경부가 좁아져 생리혈이 원활히 배출되지 못하고 자궁 내에 고이거나 나팔관을 통해 복강으로 역류하는 상태를 말한다. 이로 인해 하복부에 갑작스러운 급성 통증이 나타날 수 있고, 역류된 혈액은 자궁내막증과 같은 2차 질환을 유발할 수도 있다.

주로 자궁경부의 염증이나 원추절제술 같은 수술적 치료, 자궁내막소파술 후 발생할 수 있으며, 폐경 후 호르몬 감소로 인한 위축도 원인이 될 수 있다. 월경 예정일에 생리혈이 나오지 않거나 생리혈의 양이 평소보다 현저히 적으면서 갑자기 복통이 생기면 자궁경부 협착을 의심해볼 수 있다.

골반울혈

골반울혈(골반울혈증후군)은 자궁과 부속기의 정맥이 확장되어 골반 내

정맥 혈류에 이상이 생기는 질환이다. 확장된 골반 정맥류 때문에 만성적인 골반통이나 이차성 생리통이 나타날 수 있다. 통증은 주로 아랫배와 엉치 부위에 나타나며, 성교통, 비정상적인 자궁 출혈, 만성피로, 과민대장증후군 등의 증상이 동반되기도 한다.

월경 주기와 무관하게 지속적인 골반 통증이 나타난다면 골반울혈증후군을 의심해볼 필요가 있다.

자궁의 건강 상태를 나타내는 주요 지표

- **여성호르몬** : 여성의 생식기관과 2차 성징을 조절하는 대표적인 성호르몬으로, 에스트로겐과 프로게스테론의 균형 상태를 확인할 수 있다.

- **성선자극호르몬** : 난소 등 생식기관의 발육과 유지, 난자 성숙을 촉진하는 호르몬으로, 주로 난포자극호르몬(FSH)과 황체형성호르몬(LH)으로 구분된다.

- **프로락틴** : 젖샘(유선) 발육과 유즙 분비, 황체 자극 등을 담당하며, 과잉 분비되면 고프로락틴혈증이 되어 남성의 경우 발기부전이나 유즙 분비, 여성의 경우 불임이나 무월경, 생리불순이 나타날 수 있다. 임신 시에는 20배 이상 증가한다.

- **프로게스테론** : 황체에서 분비되어 자궁내막을 임신에 적합하게 유지하고 수정된 난자가 착상되도록 돕는다. 또한 임신을 유지하는 역할을 한다.

- **질염 계수** : 질 점막과 점막하 결합조직에 발생한 염증의 정도를 나타낸다.

- **골반 염증성** : 여성 골반강 내 생식기관과 주변 복막의 염증 정도를 나타낸다.

- **자궁경부염** : 자궁 내경관에 염증이 생기면 노란색이나 황녹색을 띠는 점액 화농성 분비물이 나올 수 있다.

- **난소 낭종 계수** : 난소에서 발생하는 물혹으로, 대부분 무증상이지만 낭종이 파열되거나 꼬이면 하복부 통증이나 출혈 등이 동반될 수 있다.

여성의 유방은 어떤 일을 할까?

유방은 남녀 모두에게 존재하지만, 여성의 유방은 사춘기에 여성호르몬의 영향을 받아 발달하기 시작한다. 전체적으로 반구형이며 끝부분에는 유륜과 유두가 있다. 유방에는 많은 감각신경이 분포해 있어 성감대의 역할을 하고, 내분비계와 연결되어 옥시토신 분비에도 영향을 준다.

여성의 유방은 크게 모유를 생산하고 분비하는 유선과 유두, 유선을 유두와 연결하는 관(유관), 그 외 지방조직과 섬유조직으로 구성된다. 사람의 유방은 지방조직이 대부분을 차지하며, 사춰기에 성호르몬 분비가 증가하면 유선 조직이 확대되고 발달한다. 폐경기 이후에는 여성호르몬 분비가 감소해 유선 조직이 위축되고 상대적으로 지방조직 비율이 늘어난다.

유방의 일차적 기능은 모유를 분비해 아기에게 영양을 공급하는 것이다. 유선 소엽에서 생성된 모유는 유관을 따라 유두로 전달된다. 아기가 유두와 유륜을 빨아 자극을 주면 옥시토신이 분비되어 유선의 근세포를

유방의 구조

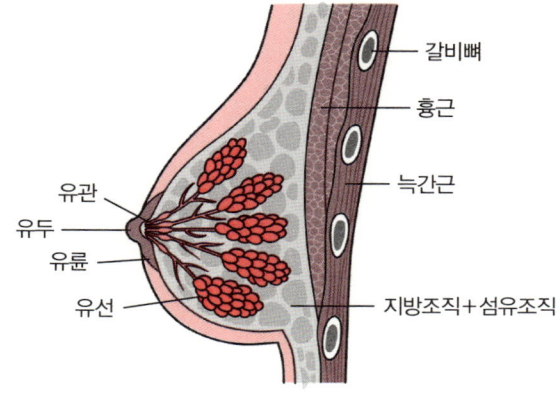

수축시키고, 반사작용으로 모유가 분비된다. 유방은 생물학적으로는 유선을 보호하고 모유 수유 기능을 담당하지만, 성 진화적 관점에서 이성에게 매력적으로 보이는 역할을 하고 중요한 성감대 역할도 한다.

유선 질환을 검사할 때는 유방조영술(맘모그래피)과 초음파검사가 활용된다. 유방조영술은 방사선을 이용해 석회화나 종양 여부를 확인하는데, 최근 일부 유럽 국가(예: 스위스 등)에서는 저위험군에 대한 무분별한 선별검사를 제한하거나 권고 기준을 강화하기도 한다. 이는 유방조영술이 불필요한 증상임에도 과잉 진단을 하거나 과잉 치료로 이어질 수 있다는 점, 반복적인 방사선 노출로 인한 누적 위험 가능성이 지적되었기 때문이다. 다만 일반적으로는 조기 진단의 이점이 위험성보다 크다고 알려져 있으므로 국가별 가이드라인을 참고해 검진 계획을 세우는 것이 바람직하다.

유방이 건강하지 않을 때 생기는 일들

유방 질환은 양성 또는 악성일 수 있지만, 대부분은 양성이며 특별한 치료가 필요하지 않은 경우가 많다. 그러나 유방암에 걸리면 유방을 잃거나 생명을 위협받을 수 있으므로 주기적인 관리와 검진이 중요하다.

유방 종괴(몽우리)

유방 종괴는 주변 유방 조직과 다르게 만져지는 혹으로, 대부분은 양성이지만 일부는 악성일 수도 있으므로 정확한 진단이 필요하다.

유방 섬유선종

유방 섬유선종은 작고 매끈하며 경계가 뚜렷한 고형의 둥근 양성 종괴로, 주로 청소년과 젊은 여성에게 흔하다. 일반적으로 통증이 없고, 손으로 만지면 잘 움직이며, 자가검진으로도 쉽게 발견된다. 성인 여성에게는 시간이 지나면서 크기가 줄어드는 경우가 많다.

유방 낭종

유방 낭종은 체액으로 가득 찬 작은 주머니(액낭)로, 유방 내부에서 흔히 발생한다. 낭종은 매우 작거나 직경이 몇 cm 이상으로 커질 수도 있으며, 크기에 따라 유방통을 유발하기도 한다. 필요할 경우 의사가 얇은 바늘로 낭종 내 체액을 빼내 통증을 완화한다.

유방통

유방통이 한 부위에서만 나타나면 낭종이지만 드물게 농양 등 유방 감염 때문에 생길 수 있다. 유방에 전체적으로 통증이 나타나는 경우에는 호르몬 변화나 섬유낭성 변화, 또는 유방 크기와 관련이 있는 경우가 많다. 특히 주기성 유방통은 월경 주기와 연관되어 발생한다.

유방 농양

유방 농양은 대개 박테리아에 의한 감염으로 유방 조직에 고름이 차는 상태로, 주로 모유 수유 중인 여성에게 발생한다. 유방 감염이 적절히 치료되지 않으면 농양으로 발전할 수 있어 조기 치료가 필요하다.

유방암

유방암은 유방 세포가 비정상적으로 증식하여 통제되지 않고 자라는 악성종양으로, 대개 모유를 생산하는 소엽이나 이를 유두와 연결하는 유관에서 시작된다. 초기 증상은 통증 없는 단단한 몽우리로 나타나며,

대부분 여성 스스로 자가검진 중에 발견한다. 진단을 위해 의사는 조직 검사(생검)를 시행하며, 필요하다면 몽우리 일부 또는 전체를 절제해 현미경으로 검사를 한다. 유방암의 표준 치료는 수술적 제거이며, 진행 정도에 따라 방사선 치료, 항암 화학요법, 호르몬 요법 등을 병행하기도 한다.

유방의 건강 상태를 나타내는 주요 지표

- **유선 증식증** : 임신 중 호르몬 변화로 유선이 증식될 수 있지만, 비정상적인 여성호르몬 과다나 불균형으로도 유선이 과도하게 증식될 수 있다. 지속적이거나 비정상적인 증식이 의심되면 전문적인 진단이 필요하다.

- **급성 유방염** : 유두에 생긴 균열 등을 통해 세균이 침투하면 급성으로 감염이 일어나며 유방이 붓고 열감과 통증이 동반된다. 주로 모유 수유 중에 발생하며 젖몸살과 증상이 유사하다.

- **만성 유방염** : 유방 내 염증이 장기적으로 반복되면 고름이 차거나 압통이 생기고, 종괴처럼 만져질 수 있다. 만성 유방염은 유방 종양과 증상이 비슷해 감별 진단이 필요하다.

- **유방 섬유선종** : 유선의 소엽에서 발생하는 가장 흔한 양성종양으로, 섬유조직과 선조직이 덩어리를 이루어 혹처럼 만져진다. 일반적으로 통증은 없고, 시간이 지나면서 자연스럽게 작아질 수 있다.

여성 생식기관 건강은 이렇게 개선하자

 다낭성 난소증후군, 자궁근종, 자궁내막염 등 여성에게 많이 나타나는 질환은 주로 여성호르몬의 불균형, 당 대사 문제, 자궁 주위의 혈액 순환 저하 등이 복합적으로 작용해 발생한다. 특히 자궁내막염은 기본적으로 세균 감염으로 발생하지만, 전반적인 면역력 저하와 호르몬 불균형이 간접적으로 영향을 줄 수 있다. 따라서 이러한 질환을 예방하고 개선하기 위해서는 자궁과 골반 주위의 혈액 흐름을 원활히 하고 여성호르몬이 제 기능을 할 수 있도록 돕는 것이 중요하다.

 여성호르몬의 균형을 무너뜨릴 수 있는 고지방 유제품, 가공육, 인스턴트식품의 과잉 섭취는 피하는 것이 좋다. 음주와 흡연은 자궁과 난소 건강에 부정적인 영향을 주므로 삼가는 것이 바람직하다. 대신 신선한 채소, 과일, 전분이 적은 식품, 해조류, 생선 등을 다양하게 섭취하여 영양의 균형을 유지해야 한다. 특히 비타민C, 천연원료의 칼슘·마그네슘, 점막 영양소인 카로티노이드, 아연, 오메가-3 등은 호르몬 균형을 유지하고 염증을 줄이는 데 도움이 된다. 오메가-3는 등푸른 생선, 아보카도, 견과류 등으로 섭취하고 부족한 양은 보충제로 보충해도 좋다.

다낭성 난소증후군과 자궁근종 등은 혈당 관리가 특히 중요하다. 혈당을 안정적으로 유지하기 위해서는 현미채식을 중심으로 당류 섭취를 줄이고, 식이섬유·단백질·건강한 지방이 풍부한 음식을 함께 먹는 것이 도움이 된다. 자궁근종이 있는 경우에는 철분과 항산화 성분이 풍부한 식품을 충분히 섭취해 빈혈을 예방하고 면역력을 높이는 것이 좋다.

건강한 식습관 유지와 적절한 체중 관리는 여성 질환 예방의 기본이다. 또한 자궁과 하체를 따뜻하게 해 혈류를 원활하게 해주는 좌훈, 반신욕, 족욕 등을 꾸준히 실천하면 도움이 된다.

남성 생식기관은 어떤 일을 할까?

남성의 생식기관 중에서도 특히 주의 깊게 관리해야 할 대표적인 기관은 고환, 부고환, 정관이며, 정액과 정자, 전립선도 중요한 역할을 한다. 아래는 이들 기관의 구조와 기능에 대한 기본 설명이다.

고환의 구조와 역할

정자는 고환에서 만들어진다. 고환은 좌우가 비대칭이며 몸 밖에 위치한다. 몸 밖에 있다는 것은 온도에 민감하다는 뜻이고, 비대칭인 이유는 정면 마찰을 피하기 위함이다. 고환의 온도는 일반 체온보다 3~5℃ 낮으며, 음낭에는 주름이 많아 열을 빨리 발산할 수 있도록 되어 있다. 기온이 떨어지면 수축하고, 기온이 높아지면 늘어진다. 음낭의 적절한 온도를 유지하려면 통풍이 잘되는 속옷을 입어 고환과 음낭이 과도하게 밀착되지 않도록 하는 것이 도움이 된다.

남성호르몬인 테스토스테론도 고환에서 만들어진다. 이 호르몬은 사

남성 생식기의 구조

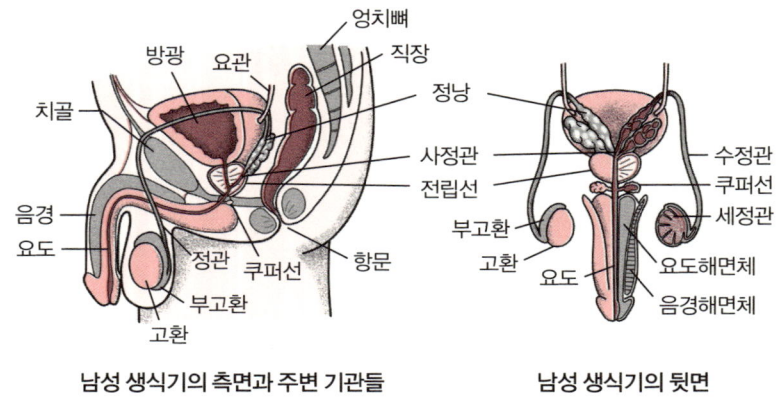

남성 생식기의 측면과 주변 기관들   남성 생식기의 뒷면

춘기 이후 왕성하게 분비되어 성욕을 유발하고, 근육을 발달시키며, 목소리를 굵게 하고 수염과 체모를 자라게 한다. 고환을 제거하면 남성호르몬이 만들어지지 않는다.

고환 안에는 세정관(정세관)이라는 미세한 관이 빽빽하게 감겨 있는데, 이곳에서 전체 정자의 약 67%가 만들어진다. 이 관의 총길이는 250m가 넘는다. 고환에서 만들어진 정자는 미성숙 상태로 부고환에서 성숙하고 저장된 뒤, 사정 시 정관을 통해 이동해 정낭에서 만들어진 정액과 섞여 사정관을 지나 요도로 보내진다. 정낭은 정자를 저장하는 곳이 아니라 정자에 영양분과 액체를 공급하는 역할을 한다.

정관수술은 정관을 묶어 정자가 이동하지 못하도록 하는 수술이다. 정관을 묶어도 정자는 계속 만들어지지만 배출되지 못하고 몸 안에서 자연스럽게 흡수된다. 한편, 고환에서 생성된 테스토스테론은 혈액을 통해 전신으로 운반되므로 정관수술과는 무관하게 계속 분비된다.

정액과 정자의 배출 과정

정액은 약 60~70%가 정낭에서 만들어지고, 나머지는 주로 전립선과 쿠퍼선(요도구선)에서 분비된다. 정액은 밝은 유백색으로 특유의 밤꽃 냄새가 나며, 실온에 두면 30분 이내에 액화된다. 점도는 유리막대로 들어 올렸을 때 2cm 이상 늘어지지 않을 정도가 정상이다.

정자는 성인 남성의 고환에서 매일 1억~2억 마리가 생성된다. 정자 수가 적으면 임신 확률이 그만큼 낮아진다. 정자의 운동성(활률)은 WHO 기준으로 전체 정자 중 전진성 운동을 하는 정자가 40% 이상이면 정상으로 간주한다. 1㎖당 정자 수가 1,500만~2,000만 마리 미만이면 저정자증으로 진단한다.

정액의 1회 사정량은 2~5㎖ 정도로, 그 속에 평균 2억~4억 마리의 정자가 들어 있다. 정자의 크기는 꼬리를 포함해 약 50~70㎛로, 꼬리의 운동으로 난자를 찾아간다. 정자는 1분에 약 2mm 정도 이동해 생각만큼 빠르지 않다. 남성 불임은 무정자증, 저정자증, 정소의 염증, 정관 폐쇄, 정자 활률 저하 등이 원인일 수 있으며, 아연·오메가-3 부족이나 환경호르몬 과다 노출, 성병 감염도 원인이 된다.

정액은 산성을 띠는 여성의 질 내부에서 정자가 생존할 수 있도록 약알칼리성(pH 7.2~8.0)을 띤다. 이는 자궁 내 산성을 중화하고 요도를 세척하며 정자의 운동 에너지원도 제공한다.

정액은 사정관을 거쳐 요도로 이동한다. 이 경계 부위에 전립선이 위치하며, 전립선은 정액의 약 25~30%를 차지하는 액체 성분을 만든다. 요도는 소변뿐만 아니라 정자와 정액이 지나는 통로이기도 하며, 많은 분비선이 존재해 병원체 침입을 막는 역할을 한다.

정자가 배출되려면 음경의 발기 과정이 필요하다. 음경은 음경해면체와 요도해면체로 구성되며, 스펀지 조직처럼 많은 혈액을 저장할 수 있다. 성적 자극으로 중추신경과 말초신경이 흥분하면 음경해면체 동맥이 열리고 해면체 정맥은 닫혀 혈액량이 5~6배 늘어나 팽창한다. 이를 발기라 하며, 나이가 들면 혈관 조임 기능이 약해져 발기 지속력이 떨어지고 배뇨와 사정 능력도 약해질 수 있다.

정자의 건강 상태는 정액의 액화 시간과 정자 수로 확인할 수 있다. 사출 직후 정액은 5분 내에 응고되었다가 30분 이내에 다시 액화되는데, 이 과정이 원활해야 수정 가능성이 높아진다.

전립선의 기능과 역할

전립선은 남성 생식기관 중 하나로, 정액을 구성하는 액체 성분 일부를 만들어 분비한다. 무게는 약 20~25g 정도이며 밤톨(또는 호두) 모양으로, 방광 바로 아래에 위치해 있다. 전립선 중앙에는 사정관과 요도가 통과하며, 의자에 앉으면 눌리는 회음부 안쪽에 전립선이 자리한다. 전립선은 정액과 소변이 지나는 통로이기도 하다.

전립선에서 분비되는 전립선액은 고환에서 만들어져 이동해 온 정자에 영양을 공급하고, 정자가 굳지 않고 활발하게 운동할 수 있도록 액체 상태를 유지시킨다. 이는 정자가 난자와 만나 수정할 수 있는 능력과 직

전립선의 구조

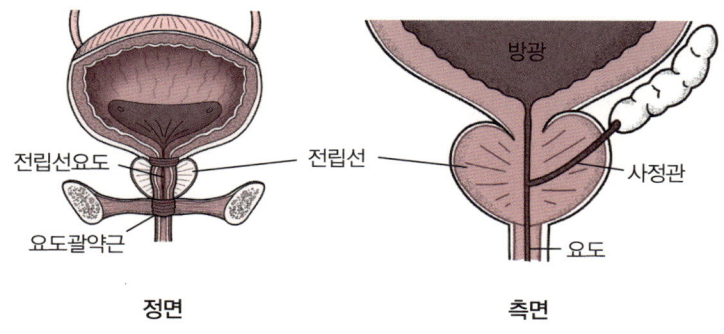

접적으로 연결된다. 또한 여성의 질 내부는 산성을 띠는데, 전립선액은 알칼리성을 띠어 산성을 중화해 정자를 보호한다. 정액에서 나는 특유의 냄새는 전립선액에서 비롯된다.

요도가 전립선 중앙을 지나가기 때문에 전립선이 비대해지면 요도를 압박해 소변 배출이 원활하지 않거나 사정 시 불편함이 생길 수 있다. 특히 나이가 들면 전립선이 커지면서 요도가 좁아져 배뇨나 사정이 시원하지 않게 된다.

이러한 전립선 비대증은 특히 중년 이후 남성에게 흔하게 나타나는 질환이다. 50대 남성의 약 50%, 60대는 60%, 70대 이상은 70% 이상이 전립선 비대증으로 불편을 겪는 것으로 알려져 있으며, 드물게 전립선암이 함께 발견되기도 한다. 최근 식습관과 생활습관이 서구화되면서 우리나라에서도 전립선 비대증과 전립선암 발생이 점점 늘고 있다.

전립선 비대증과 전립선암은 별개의 질환으로, 전립선 비대증이 암으로 발전하지는 않는다. 전립선암은 주로 고지방·육류 위주의 식습관, 노화, 유전적 요인 등이 복합적으로 작용해 발생한다. 보통 전립선 비대증이나 전립선암은 전립선 일부를 절제하거나 긁어내는 수술로 치료하며, 이는 증상 완화를 위한 표준 치료법이다. 다만 근본적인 원인 개선을 위해서는 식습관과 생활습관 관리가 반드시 병행되어야 한다.

전립선이 건강하지 않을 때 생기는 일들

전립선에 생기는 질환으로 전립선 비대증과 전립선 석회화(섬유화), 전립선 염증이 대표적이다.

전립선 비대증

전립선 비대증은 유전적 요인과 가족력이 영향을 미친다. 실제로 전립선 비대증으로 수술을 받은 가족력이 있으면 자손이 같은 질환으로 수술 받을 확률이 더 높아진다. 일란성쌍둥이 연구 등에서도 유전적 소인이 확인된 바 있다.

전립선 비대증은 식습관과도 밀접한 연관이 있다. 육류, 밀가루, 유제품 등 고지방식 위주의 식습관이 위험 요인이 되므로 현미채식과 같은 균형 잡힌 식습관이 도움이 된다.

전립선 석회화(섬유화)

전립선 석회화는 전립선 내부 분비물에 칼슘이 침착되면서 딱딱한 결석 형태로 나타난다. 이는 반복되는 만성 염증과 함께 조직이 딱딱해지고 섬유화되면서 전립선 통로가 좁아져 오줌이나 정액이 원활히 통과되기 어렵고 염증이 반복될 수 있다. 석회화가 심하면 성기능에도 영향을 줄 수 있다.

산성음식의 과잉 섭취로 혈액에 칼슘이 부족해지면 뼈를 녹여 산도를 맞추는데 이때 녹아나온 칼슘이 활성산소와 만나 산화칼슘이 되면 석회화가 된다. 따라서 칼슘이 부족하지 않게 미네랄이 풍부한 음식을 먹는 것이 좋다. 충분한 수분 섭취와 균형 잡힌 영양소 섭취도 도움이 된다.

전립선 염증

전립선 염증은 남성의 절반 정도가 한 번쯤 경험할 만큼 흔한 질환으로, 특히 30~40대 젊은 층에서 자주 나타난다. 여성의 흔한 질염처럼 남성에게 흔한 생식기 염증이라 할 수 있다.

잦은 성관계, 비위생적인 습관, 잘못된 식습관 등이 원인이 되어 전립선에 염증이 생기면 배뇨 장애, 전립선 부위 충혈과 부종, 회음부 불편감, 요도 자극 증상 등이 나타난다. 대부분 비세균성 전립선염이며, 앉는 자세 등으로 회음부가 장시간 눌리면 혈액 순환이 원활하지 않아 증상이 악화되기 쉽다.

남성 생식기의 건강 상태를 나타내는 주요 지표

- **테스토스테론** : 주로 고환에서 분비되는 대표적인 남성호르몬으로, 성장·발달·근육·성기능 등에 폭넓은 영향을 준다. 사춘기에 급증하고 성인기에 절정에 이른다.

- **성선자극호르몬** : 황체형성호르몬(LH)과 난포자극호르몬(FSH)을 포함하며, 정자 생성과 고환 기능의 발육과 성숙 상태를 나타낸다.

- **발기력** : 음경해면체에 혈류가 얼마나 원활한지에 따라 발기 강도와 지속 시간이 결정된다.

- **정액량** : 1회 사정 시 배출되는 정액량은 보통 2~5㎖ 정도이며, 1.5㎖ 이상이면 정상으로 본다.

- **액화 시간** : 사정 후 30분 내에 액화되는 것이 정상이며, 1시간이 지나도 액화되지 않으면 정자 운동성과 수정 능력에 영향을 줄 수 있다.

- **정자 수량** : 정액 1㎖당 평균 정자 수는 6,000만 마리 정도이며, 4,000만 마리 이하이면 정자 감소증, 2,000만 마리 이하이면 희소정자증, 100만 마리 이하이면 무정자증으로 본다.

- **정자 활률** : 정자의 운동성을 나타내며, 전진성 포함 총 운동성이 40% 이상이면 정상으로 평가한다.

- **전립선 석회화 및 섬유화** : 전립선 내부 분비물에 칼슘이 침착되어 딱딱해지는 정도를 나타내며, 염증과 조직 경화로 배뇨·사정 기능에 영향을 줄 수 있다.

남성 생식기관 건강은 이렇게 개선하자

　전립선은 남성호르몬의 영향을 받는 기관으로, 전립선 질환은 남성호르몬의 위축이나 불균형과 관련이 깊다. 따라서 전립선이 제 기능을 할 수 있도록 몸의 순환을 돕고 호르몬 균형을 유지하는 것이 중요하다. 남성호르몬의 균형에 악영향을 줄 수 있는 것은 환경호르몬이 많이 들어 있는 육류나 가공육, 인스턴트식품, 일부 유제품이므로 이러한 음식의 과잉 섭취는 삼가야 한다. 식사는 현미채식을 중심으로 하고, 음주와 흡연도 피하는 것이 좋다.

　전립선 질환은 특히 사무실에서 내근하는 남성에게 많이 나타나므로 걷기, 달리기, 스쿼트 같은 하체 단련 운동과 좌훈, 반신욕 등으로 하체 혈액 순환을 원활히 해주는 것이 필요하다.

　염증을 일시적으로 억제하는 소염제도 있지만, 염증을 근본적으로 완화시키는 것은 과일과 채소에 풍부한 비타민·미네랄·식물성 영양소이다. 쏘팔메토 원료의 보충제와 아연도 전립선 건강과 정액의 질 유지에 도움이 된다. 쏘팔메토는 전립선 비대증 증상 완화에 사용되며, 아연은 성호르몬의 원료이자 정액 생성에 쓰인다.

의자에 오래 앉아야 할 때는 전립선을 압박하지 않는 기능성 방석을 사용하는 것이 좋다. 전립선 혈액 순환에 가장 나쁜 것이 장시간 의자에 앉아 회음부를 누르는 것이다. 그러면 혈액 순환이 순조롭지 못하고 결국 노폐물이 쌓이게 된다. 고환이 시원하고 압박받지 않는 상태에서 정자의 활력과 운동성이 높아지므로, 속옷은 가능한 한 헐렁한 것을 착용하는 것이 바람직하다.

10강
우리 몸의 먹이, 영양소
(비타민 · 미네랄 · 단백질)

음식을 먹어도 몸이 힘을 내지 못하고 피곤하고 힘든 것은 영양소 없는 음식을 먹었기 때문이다. 오염된 물, 더러운 공기, 가공된 음식 섭취가 잦아지면 제대로 된 영양 섭취는 불가능하고 오히려 독소만 쌓이고 만다. 그러면 우리가 특별히 신경 써야 하는 영양소는 무엇일까? 어떤 음식을 먹어야 몸이 필요로 하는 영양소를 섭취할 수 있을까? 하나씩 알아보자.

에너지 대사와 혈액을 살리는 필수 영양소

 만병의 주요 원인은 몸속에 쌓인 독소와 그로 인해 탁해진 혈액이다. 혈액은 수분, 산소, 영양분, 혈구로 구성되어 있기 때문에 오염된 물, 더러운 공기, 가공된 음식 섭취가 잦아지면 제대로 된 영양을 섭취하기 어렵고, 오히려 독소만 쌓여 혈액이 탁해진다.

 우리가 매일 먹는 음식은 크게 탄수화물, 단백질, 지방으로 구성된 열량소와 비타민, 미네랄, 식물 내재 영양소로 불리는 조절소로 나뉜다. 열량소는 말 그대로 몸에 열을 내는 영양소이고, 조절소는 열량소가 몸 안에서 잘 연소될 수 있도록 돕는다. 장작 같은 열량소는 산소와 조절소가 있어야 불완전 연소 없이 깨끗이 타서 에너지를 내는데, 조절소가 부족하면 연소가 원활하지 않아 독소와 노폐물만 많이 쌓이고 몸은 에너지를 충분히 쓰지 못해 쉽게 피로해진다.

 탄수화물은 소화되어 포도당으로 분해되고, 세포 안에서 대사되면서 이산화탄소와 물, 젖산 등의 부산물이 만들어진다. 지방이 지방산으로 전환되면 중성지방이나 콜레스테롤 수치가 높아질 수 있다. 단백질은 아미노산으로 바뀌면서 암모니아, 요소, 요산 같은 노폐물이 생긴다.

우리 몸에는 열량소와 조절소가 모두 필요하다. 자연식품에는 이 두 가지가 골고루 들어 있지만, 우리는 현미 대신 백미를, 통곡물 대신 정제 밀가루를 선택한다. 그 결과 조절소가 결핍된 음식을 먹게 되고, 이는 곧 영양 불균형과 호르몬 교란, 혈액의 혼탁으로 이어진다.

이를 개선하려면 우선 내 몸에 결핍된 영양소가 무엇인지 파악하고, 어떤 영양소가 내 몸에 잘 맞고 소화·흡수되는지 확인해 꾸준히 섭취해야 한다. 그래야 혈액이 맑아지고 순환이 원활해져 호르몬 균형도 잡히고 건강한 몸으로 바뀔 수 있다.

이 장에서는 특히 비타민, 미네랄, 단백질처럼 우리 몸에 꼭 필요한 영양소와 그 역할, 그리고 어떤 식품과 영양제로 보충하면 좋을지를 자세히 다루었다. 꼭 꼼꼼히 읽고 스스로의 몸 상태에 맞게 실천해보길 바란다.

천연비타민과 합성비타민, 제대로 알고 선택하자

혈액은 깨끗하고 영양분이 충분해야 생명을 유지하고 건강을 지킬 수 있다. 이를 위해서는 자연음식을 잘 먹는 것이 기본이지만, 현실은 그렇지 못하다. 토양과 대기의 오염, 산성비, 농약과 비료의 과다 사용, 하우스 속성 재배, 유전자조작식품(GMO) 등으로 식품의 영양소가 예전만 못하기 때문이다. 따라서 부족해진 영양소는 자연식품에서 얻을 수 있는 영양소를 농축해 만든 천연원료 기반 영양제로 보충하는 것이 가장 바람직하다.

하지만 시중에 판매되는 비타민제는 대부분 합성비타민이다. 합성비타민은 옥수수 전분이나 석유계 원료 등을 화학 공정을 거쳐 대량 생산하며, 가격이 저렴하고 특허로 보호받아 대량으로 유통된다. 과거에는 석탄 타르(콜타르)에서 추출하기도 했다.

반면 천연비타민은 곡물, 과일, 채소, 생선 등 자연 원료에서 성분을 추출하거나 농축해 만든다. 원가가 높고 보관이 까다롭지만 인체에 더 잘 흡수된다. 단, 불필요한 첨가물이나 보존제가 들어가지 않은 것을 구입해 먹어야 한다.

천연비타민과 합성비타민, 무엇이 다를까?

천연비타민은 비타민 성분뿐 아니라 식물성 단백질, 당류, 플라보노이드 등 다양한 식물 내재 영양소와 보조 물질이 함께 들어 있어 흡수율이 높다. 권장 섭취량을 지켜서 섭취하면 비교적 안전하지만, 지용성 비타민은 천연이라도 과잉 섭취 시 몸에 축적될 수 있으므로 주의가 필요하다. 반면 합성비타민은 화학적으로 동일한 분자 구조라 하더라도 식물 내재 영양소가 결여돼 흡수와 효능이 떨어질 수 있다. 과잉 섭취 시 간 기능 저하, 시력 저하, 탈모, 위염, 백혈구 기능 손상이 나타날 수 있으며, 일부 연구에서 폐암 발병률 증가 등 부작용 위험이 보고된 바 있다.

또한 합성비타민에 들어가는 보존제와 합성비타민C의 독성을 확인하기 위한 간단한 물고기 실험 사례도 있다. 어항 세 곳에 각각 안식향산나트륨, 합성비타민C, 그리고 두 물질의 혼합물을 일정량 녹여 물고기를 넣었더니, 물고기들이 비교적 짧은 시간 내에 폐사했다. 특히 두 물질이 혼합된 어항에서는 화학반응으로 유해한 부산물이 생성되어 독성이 더 강해졌다. 이 실험은 합성 화학물질의 과도한 사용이 인체에도 유사한 위해를 줄 수 있음을 간접적으로 보여준다.

천연비타민과 합성비타민, 구분법은?

천연비타민과 합성비타민을 구분하는 방법은 간단하다.

- **태워보기** : 천연비타민은 종이나 식물처럼 자연스럽게 타며 연기가 맑다. 합성비타민은 시커먼 연기나 고무 타는 냄새가 날 수 있다.
- **물에 녹여보기** : 천연비타민은 물에 잘 녹고 은은한 식물 향이 난다. 합성비타민은 잘 녹지 않거나 특유의 화학 냄새가 날 수 있다.
- **성분 표시 확인** : '과일 추출물' 혹은 '곡물 추출물'로 표기돼 있으면 천연비타민일 가능성이 높다. 화학식 명칭만 적혀 있으면 합성비타민일 가능성이 높다.

자연에서 얻은 원료는 특정 성분 하나만 100% 분리될 수 없으며, 다양한 영양소와 보조 요소가 함께 들어 있는 복합 유기물이다. 반면 합성비타민은 특정 성분만 인위적으로 100% 맞춰 생산된다. 많은 합성비타민이 과거에는 석유 부산물로 만들어졌다는 사실도 기억하자.

합성비타민C는 왜 주의해야 할까?

시중에 흔한 합성비타민C(아스코르브산)는 옥수수 전분 등을 화학 처리하거나, 일부는 아직도 석유계 부산물에서 유래된다. 성분 구조는 같다고 하지만, 자연에서 얻은 비타민C는 다양한 보조 성분이 함께 들어 있어 인체 흡수가 훨씬 자연스럽다.

합성비타민C는 값이 저렴해 대량 생산되지만, 보조 성분이 따로 없어 인체가 자체 영양소를 끌어다 써야 한다. 장기 복용 시 몸속 보조 성분이 고갈될 수 있다. 가공식품에 사용되는 보존제(안식향산나트륨)와 함께 쓰이면 일부 조건에서 발암물질인 벤젠이 발생할 수 있다는 연구 결과도 있다.

왜 합성비타민이 더 흔할까?

합성비타민은 대량 생산이 쉽고 원가가 낮으며, 특허 등록이 가능해 제약회사가 독점 공급할 수 있다. 반면 천연비타민은 원료 확보가 까다롭고 특허 등록이 쉽지 않아 대기업이 굳이 생산하려 하지 않는다. 그러나 저렴하고 대량으로 공급된다는 이유로 합성비타민을 선택한다면 결국 몸에 독이 될 수도 있다. 실제로 2008년 덴마크 연구진은 합성비타민 섭취자의 조기 사망률이 16% 높다는 연구 결과를 발표한 바 있다. 이는 석유 부산물로 인위적으로 합성한 화학물질이 환경호르몬처럼 작용할 수 있다는 점과도 무관하지 않다.

내 몸에 맞는 선택이 중요하다

자연음식은 열량소와 조절소가 균형 있게 들어 있다. 그러나 현대인은 조절소가 부족한 음식을 자주 먹는다. 따라서 부족한 영양소는 반드시 자연에 가까운 원료로 보충해야 한다. 해독과 혈액 정화가 목표라면 굳이 독성이 남을 수 있는 합성영양제를 쓸 이유가 없다.

꼭 기억하자. 진짜 좋은 영양제는 '나에게 잘 맞고, 흡수가 잘되며, 자연이 주는 조화로운 힘을 담고 있어야 한다.'

오장육부를 살리는 대표 영양소

 장기의 건강을 개선하기 위해 영양제를 사용할 때는 신중해야 한다. 가급적이면 식약처에서 기능성을 인정한 양질의 건강기능식품을 선택하는 것이 기본이지만, 인증 제품이라 해도 원가 절감을 위해 화학 부형제나 첨가물이 포함된 경우가 많아 오히려 흡수를 방해할 수 있다. 따라서 그중에서도 브랜드 신뢰도가 높고 품질 관리가 잘된 제품을 선택하는 것이 안전하다.
 다음은 오장육부별로 도움이 될 수 있는 대표 영양소들이다. 이는 개인의 건강 상태와 체질, 영양 상태에 따라 달라질 수 있으므로 섭취량과 방법은 전문가의 조언을 참고하는 것이 좋다.

위를 살리는 영양소
 위 기능이 떨어지는 가장 큰 원인은 위산과 소화효소 부족이다. 이런 경우 효모와 천일염을 권장한다. 위가 냉성인 경우에는 효모가 특히 도움이 되며, 위가 열성이라면 효모보다는 비타민C나 카로티노이드 같은 항산화 성분을 함께 섭취해 소화를 돕는 것이 좋다.

장을 살리는 영양소

장 건강을 위해서는 다양한 유산균주가 포함된 검증된 유산균 제품을 선택하고, 위산이나 담즙에도 살아남아 장내에 잘 정착할 수 있는 제품인지 확인하는 것이 중요하다. 가장 좋은 방법은 대변 검사를 통해 개인의 장내 미생물 환경에 맞는 맞춤형 유산균을 섭취하는 것이다. 식이섬유는 불용성과 수용성을 함께 섭취하면 균형을 맞출 수 있는데, 냉성 체질에는 불용성 식이섬유가, 열성 체질에는 수용성 식이섬유가 특히 도움이 될 수 있다.

간담을 살리는 영양소

간과 담낭의 해독 능력을 높이려면 엉겅퀴 추출물(밀크씨슬)과 비타민B군 복합제를 함께 섭취하는 것이 좋다. 이는 간세포를 보호하고 지방간 개선과 해독 작용을 돕는다.

신장을 살리는 영양소

신장은 미네랄 균형에 민감하다. 칼슘, 마그네슘, 비타민D 등이 포함된 해조칼슘은 소화와 흡수가 잘되며, 삼투압 작용으로 신장의 혈류 순환을 돕는다.

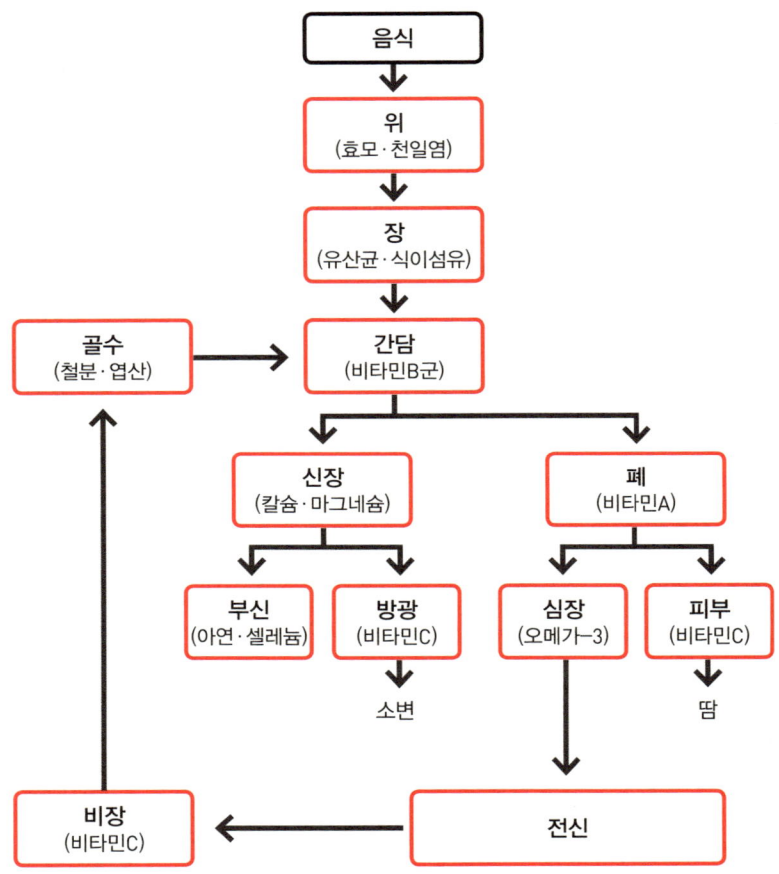

비장과 방광을 살리는 영양소

비장과 방광 기능이 약할 때는 수용성 항산화제인 비타민C가 도움이 된다. 아세로라, 체리 농축물, 오렌지·레몬 추출물 등이 포함된 천연원료 제품을 선택하는 것이 흡수율이 높다. 1정에 1,000㎎ 이상 함량이면서 순도 100%만 강조된 비타민C는 대부분 합성비타민이므로 주의가 필요하다.

폐를 살리는 영양소

폐는 점막으로 덮여 있어 점막 영양소인 비타민A가 필요하지만, 비타민A는 지용성이라 과잉 섭취 시 간에 축적될 수 있다. 그러므로 과다 복용해도 위험성이 없는, 수용성인 카로티노이드 계열의 식물 농축물로 만든 영양제가 안전하다.

심장을 살리는 영양소

심혈관 건강에는 혈관 내 지질을 녹여주는 오메가-3가 필수다. 연어나 등푸른 생선에서 추출한 오메가-3가 좋으며, 산패를 막기 위해 진공 공정으로 제조되고 중금속이 제거된 제품을 선택해야 한다.

골수를 살리는 영양소

골수 기능이 약할 때는 철분과 엽산이 중요하다. 시금치 분말, 굴껍데기 분말 등이 포함된 식물성 철분제가 무기질 철분제보다 소화가 잘된다. 피부나 면역력 강화에는 버섯 유래 비타민D가 도움이 된다.

부신을 살리는 영양소

호르몬 균형을 위해서는 아연과 셀레늄이 필수다. 과일이나 식물 원료 추출물이 배합된 영양제를 선택하면 흡수율이 높고, 탈모·당뇨병 환자의 당화혈색소 개선에도 도움이 된다.

영양제도 잘못 먹으면 약과 마찬가지로 몸에 해로울 수 있다. 특히 특정 성분만 고함량으로 들어 있는 제품은 소화되지 않고 배설되는 경우가 많다. 영양제를 물에 30분 이상 담가 풀리지 않으면 흡수력이 낮을 수 있다. 내 몸에 맞는 영양소가 무엇인지, 체질과 소화 상태에 따라 무엇이 적합한지에 대해 충분한 지식과 전문가의 도움을 받아 선택해야 한다.

비타민을
꼭 챙겨야 하는 이유

　비타민은 주영양소는 아니지만 인체 대사와 기능 조절에 꼭 필요한 필수 영양소다. 다량이 필요하지는 않고 극히 소량만으로도 몸에 작용하지만, 체내에서 합성이 불가능하거나 체내 합성이 되더라도 필요량을 충족하지 못할 정도로 극소량이기 때문에 반드시 음식 섭취로 보충해야 한다. 부족하면 각 비타민 고유의 결핍 증상이 나타나며, 일부 합성비타민은 과잉 섭취 시 부작용이 발생할 수 있다.
　비타민은 물에 녹아 흡수되는 수용성 비타민과 기름에 녹아 흡수되는 지용성 비타민으로 나뉜다. 수용성 비타민으로는 비타민B군과 비타민C가 있고, 지용성 비타민으로는 비타민A, 비타민D, 비타민E, 비타민K가 있다.
　비타민 외에도 필수 아미노산, 필수 지방산(예: 오메가-3, 오메가-6), 미네랄은 체내에서 합성이 어렵거나 양이 부족하기 때문에 반드시 음식으로 섭취해야 한다.

비타민A

비타민A는 대표적인 지용성 비타민으로 시력 유지, 성장, 점막 면역, 피부 건강, 생식 기능 유지에 중요한 역할을 한다.

- **시력 유지**: 망막의 간상세포에 존재하는 감광 색소 로돕신의 생성을 돕고, 망막에서 산화를 막는 항산화제 역할을 한다. 부족하면 야맹증이나 시력 저하가 발생할 수 있다.
- **면역체계 강화**: 점막 면역을 강화해 바이러스나 세균이 체내로 침입하는 것을 막아준다. 상기도 감염이나 장 점막의 선천면역 기능에 중요하다.
- **피부 건강**: 피부 세포의 성장과 분화를 조절해 건강한 피부 유지에 도움을 준다.
- **생식 기능**: 남성의 정자 생성과 여성의 배란 주기에 관여해 생식 기능을 유지한다.

과잉증

동물성 비타민A(레티놀)나 합성원료는 과잉 섭취 시 간독성, 두통, 탈모, 피부 발진 등을 유발할 수 있으므로 권장 섭취량을 지켜야 한다. 비타민A는 가급적 카로티노이드 계열(베타카로틴 등)로 섭취하는 것이 안전하다.

카로티노이드는 지용성이지만 체내에서 필요한 만큼만 비타민A로 전환되므로 과잉 섭취 시에도 축적되거나 독성을 일으킬 위험이 낮다.

결핍증

비타민A가 부족하면 상피세포가 점차 딱딱하고 건조한 각화 조직으로 변해 점액 분비가 줄고, 세균·바이러스에 취약해진다. 또한 로돕신 생성이 저하되어 야맹증, 안구 건조증, 시력 저하, 피부 건조증, 생식 기능 저하가 나타날 수 있다.

급원 식품

비타민A는 레티놀과 카로티노이드 두 가지 형태로 존재한다.

레티놀은 간, 유제품, 달걀 등 동물성 식품에 많이 들어 있으며, 체내에서 바로 사용된다. 카로티노이드는 당근, 고구마, 시금치, 케일 같은 식물성 식품에 풍부하며, 대표적인 것이 베타카로틴이다. 베타카로틴은 필요할 때 체내에서 비타민A로 전환되어 사용되며, 수용성이라 과잉 섭취 시에도 축적되거나 독성을 일으킬 위험이 낮다.

비타민A는 지용성 비타민이기 때문에 지방과 함께 섭취하면 흡수율이 더욱 높아진다.

비타민B군

비타민B군은 우리 몸에서 에너지 생성과 대사, 신경과 뇌의 기능 유지, 혈액 생성과 세포분열에 꼭 필요한 수용성 비타민이다. 물에 녹아 쉽게 배출되기 때문에 과잉 섭취에 대한 위험성은 적지만 체내에 저장되지 않으므로 매일 균형 잡힌 식단으로 충분히 섭취해야 한다.

- **비타민B₁ (티아민)** : 탄수화물 대사에 관여하며 에너지 생성과 성장 촉진, 정신 집중에 도움을 준다. 현미, 보리, 콩, 잡곡류, 견과류 등에 풍부하다. 탄수화물 1,000㎉당 약 0.5㎎이 소모되며, 결핍되면 식욕 저하, 체중 감소, 무기력, 손발 저림, 신경 불안 등이 나타난다. 과잉 섭취 시 두통이나 알레르기 반응이 드물게 있을 수 있다.

- **비타민B₂ (리보플라빈)** : 탄수화물, 단백질, 지방 대사와 산소 운반, 효소 활성에 필수적이며, 손발톱·피부 건강과 눈의 피로 완화에도 도움을 준다. 녹황색 채소, 달걀, 생선, 가금류, 효모에 많다. 부족하면 구내염, 피부염, 시력 저하가 나타나며, 과잉 섭취 시 드물게 소화 불량이나 소변 색 변화가 있을 수 있다.

- **비타민B₃ (니아신)** : 3대 영양소의 대사에 관여해 에너지를 생성하고, LDL콜레스테롤과 중성지방 수치 조절에도 도움을 준다. 특히 알코올 분해가 탁월하다. 육류, 간, 어류, 밀 배아, 효모 등에 많으며, 결핍되면 구내염, 만성 두통, 소화 장애, 피부염, 빈혈 등이 생길 수 있다. 과잉 섭취 시 얼굴과 팔, 가슴이 붉어지거나 따끔거릴 수 있다.

- **비타민B₅ (판토텐산)** : 에너지 생성과 3대 영양소 대사뿐 아니라 스테로이드 호르몬과 신경전달물질 생성, 세포 형성, 부신 기능 유지에도 중요하다. 닭고기, 녹색 잎채소, 간, 현미, 통곡물 등에 많다. 결핍되면 저혈당, 빈혈, 피부 질환이 생길 수 있고, 과잉 섭취 시 위장 장애나 메스꺼움이 드물게 발생할 수 있다.

- **비타민B₆ (피리독신)** : 단백질과 아미노산 대사, 신경전달물질 생성, 혈당 조절에 관여한다. 항체·적혈구 생산과 근육 경련 완화, 이뇨 작용에도 필요하다. 마그네슘, 셀레늄, 아연의 흡수를 돕는다. 신선한 채소, 달걀, 간 등에 풍부하다. 부족하면 빈혈, 지루피부염, 설염, 불면, 신경과민, 근육 경련 등이 나타난다. 육식을 많이 하면 결핍되기 쉬워 혈관 경화의 원인이 될 수 있다. 과잉 섭취 시 신경 손상, 피부 발진이 생길 수 있다.

- **비타민B₇ (비오틴)** : 지방, 탄수화물, 단백질 대사에 관여해 에너지 생성과 함께 모발·피부·손발톱 건강 유지, 혈당 관리에도 필요하다. 현미, 달걀노른자, 견과류, 콩류, 정어리에 풍부하다. 결핍되면 탈모, 지루피부염, 설염, 손톱 깨짐이 생길 수 있고, 과잉 섭취 시 갑상선 기능 검사나 심장 효소 검사 결과에 영향을 줄 수 있다.

- **비타민B₉ (엽산)** : DNA 합성과 세포 분열, 태아의 신경관 발달, 적혈구 생성에 필수적이다. 혈중 독소인 호모시스테인을 분해하고 임신부의 젖 분비도 촉진한다. 신선한 과일, 푸른 잎채소, 브로콜리, 콩류, 아스파라거스에 많다. 결핍되면 빈혈, 식욕 저하, 피부염, 기형아 출산, 조산, 유산 등이 발생할 수 있다. 과잉 섭취 시 소화 장애, 수면장애, 신경과민이 나타날 수 있다.

- **비타민B₁₂ (코발라민)** : DNA 합성, 신경 기능 유지, 적혈구 생성에 꼭 필요하며, 어린이의 식욕 증진과 성장 촉진, 기억력·집중력 향상에도 좋다. 간, 소고기, 돼지고기, 달걀, 콩, 팥 등에 많다. 결핍되면 악성빈혈, 신경과민, 기억력 저하, 골다공증 등이 생기며, 과잉 섭취 시

드물게 피부 발진이나 알레르기 반응이 있을 수 있다.

비타민C

비타민C는 거의 모든 동물에서 체내 합성이 가능하지만, 사람과 일부 영장류, 기니피그 등은 자체 합성이 되지 않아 반드시 음식으로 섭취해야 한다.

비타민C는 대표적인 수용성 비타민으로, 합성원료로 만든 것과 천연원료로 만든 것으로 나뉜다. 합성비타민C는 보통 1정당 1,000㎎ 이상의 고용량이며 순도 100%로 만들어지지만, 소화·흡수에 장애가 생길 수 있어 복용 시 주의가 필요하다. 천연비타민C는 1정당 200㎎ 이상으로 만들기가 어렵지만, 플라보노이드 등 보조 요소가 함께 포함되어 있어 흡수율이 높다. 자연계에는 '순도 100% 고용량 비타민'은 존재하지 않는다.

- **면역체계 강화**: 비타민C는 면역 기능을 활성화해 감염과 질병으로부터 몸을 보호하고, 항산화 작용으로 유해산소로부터 세포를 지킨다.
- **콜라겐 생성**: 비타민C는 피부, 혈관, 힘줄, 뼈 등의 조직을 구성하는 콜라겐 생산에 필수적이다.
- **철 흡수 촉진**: 비타민C는 철의 흡수를 도와 혈액 생성과 산소 운반을 돕는다.
- **상처 치유 촉진**: 비타민C는 콜라겐 생성을 도와 상처 회복을 촉진한다.
- **스트레스 완화**: 비타민C는 산화 스트레스로부터 세포를 보호하고, 스

트레스 호르몬 분비를 조절해 스트레스 완화에 도움을 준다.

- **장내 유산균 증식**: 비타민C는 장내 산도를 조절해 유산균 증식을 촉진한다.
- **지방 대사 촉진**: 비타민C는 지방 대사를 도와 지방 분해를 촉진한다.
- **암세포 억제 도움**: 일부 연구에서 고용량 비타민C는 암세포 성장 억제에 도움을 줄 수 있는 것으로 보고되었다.

과잉증

비타민C는 수용성이므로 과잉 섭취 시 대부분 소변으로 배출되지만, 과잉 섭취하면 구토, 구역질, 설사 증상이 나타날 수 있다.

결핍증

- **괴혈병**: 콜라겐 생성이 저하되어 피부 약화와 출혈이 나타난다.
- **면역력 저하**: 세균·바이러스 침투에 쉽게 노출된다.
- **빈혈**: 철 흡수 장애로 빈혈이 발생할 수 있다.
- **피로감**: 결핍은 피로를 증가시키고 회복을 늦춘다.
- **피부 문제**: 피부 탄력 저하, 건조, 주름 등 피부 건강에 영향을 준다.

급원 식품

비타민C는 아세로라체리에 가장 많이 들어 있으며, 레몬, 오렌지, 브로콜리, 감귤류 과일, 생양배추, 딸기, 토마토, 크랜베리, 파인애플, 감자 등에 풍부하다.

비타민D

비타민D는 지용성 비타민으로, 체내 칼슘 대사를 돕고 면역 기능을 조절하는 등 우리 몸에 꼭 필요한 영양소다.

- **칼슘 흡수**: 비타민D는 칼슘과 인의 흡수를 촉진하여 뼈와 치아의 형성 및 유지에 중요한 역할을 한다.
- **면역 기능**: 비타민D는 면역세포의 기능을 향상시키고, 항균 펩타이드 생성을 촉진해 면역체계를 지원한다. 감염 질환 예방에도 중요한 역할을 한다.
- **근육 기능**: 비타민D는 근육 강도와 근력을 유지하고, 운동 성능을 높이는 데 도움을 준다.
- **심리적 건강**: 비타민D는 심리적 안정에도 관여한다.

과잉증

비타민D는 지용성이기 때문에 과잉 섭취하면 체내에 축적되어 고칼슘혈증, 신장결석, 신경쇠약, 메스꺼움, 구토, 잦은 배뇨, 뼈와 신장의 통증 등을 일으킬 수 있다.

결핍증

- **구루병**: 성장기 어린이에게 비타민D가 부족하면 뼈가 약해져 구루병이 생길 수 있다. 이는 뼈의 변형과 성장 저해를 일으킨다.

- **골다공증**: 비타민D 결핍은 칼슘 흡수를 저해해 뼈의 강도를 약화한다. 이는 골다공증으로 이어져 뼈가 쉽게 부러질 수 있다.
- **면역 기능 저하**: 비타민D가 부족하면 면역력이 약해져 감염에 더 취약해질 수 있다.
- **근육 약화**: 비타민D 결핍은 근육 약화와 낙상 위험 증가로 이어질 수 있다.
- **우울증**: 우울증이나 계절성 정서장애에 영향을 줄 수 있다는 연구 결과도 있다.

급원 식품

목이버섯, 표고버섯, 연어, 고등어, 정어리, 참치, 간, 달걀 등에 풍부하다. 하지만 식품만으로는 비타민D를 충분히 얻기 어려울 수 있어 적당한 햇빛 노출로 피부에서 자연 합성되도록 하는 것이 중요하다.

비타민E

비타민E는 4종의 토코페롤과 4종의 토코트리에놀로 이루어진 8가지 형태의 지용성 비타민이다. LDL콜레스테롤의 산화를 억제하고, 세포막을 구성하는 불포화지방의 산화를 막아 각종 발암물질과 독소로부터 인체를 보호한다. 또한 세포를 손상으로부터 지켜주고 면역 기능을 강화하는 데 도움을 준다.

- **활성산소 억제**: 비타민E는 체내에서 활성산소로 인한 산화 스트레스

를 줄여 세포를 보호하고 만성질환 위험을 낮추는 데 기여한다.
- **심혈관 건강**: 비타민E는 혈관 기능을 개선하고 동맥경화를 예방하는 데 도움이 될 수 있다는 연구 결과가 있다.
- **면역 기능 강화**: 항산화 작용으로 면역세포의 기능을 보호하고 면역력을 높인다.
- **피부 건강**: 피부 세포를 산화 손상으로부터 보호하고 손상 회복을 돕는다. 피부 염증을 완화하고 노화를 늦추는 데도 도움을 준다.
- **눈 건강**: 일부 연구에서는 비타민E가 황반변성과 같은 노화성 눈 질환의 위험을 줄이는 데 도움이 될 수 있다고 보고한다.

과잉증

비타민E는 지용성이기 때문에 과잉 섭취하면 체내에 축적되어 혈액응고를 방해해 출혈이나 잇몸 출혈, 구토, 복통 같은 소화기 증상이 나타날 수 있으니 특히 항응고제를 복용 중인 사람은 주의해야 한다. 장기간 고용량으로 섭취하면 오히려 심혈관 질환 위험이 높아질 수 있다는 일부 연구도 있다.

결핍증

비타민E가 부족하면 세포막이 손상되어 혈관 경화, 혈액순환장애, 근육통, 현기증, 면역력 저하, 불임, 조기 노화 등이 나타날 수 있다. 합성 비타민E를 고용량으로 장기간 섭취하면 항산화 기능이 기대만큼 발휘되지 않아 허혈성 심장질환이나 출혈성 뇌졸중의 위험이 높아질 수 있으므로 주의가 필요하다.

급원 식품

비타민E는 식물성 기름, 견과류, 현미, 녹황색 채소, 씨앗류, 토마토, 감귤류 등 다양한 식품에 함유되어 있다. 비타민E는 오메가-3나 오메가-6 같은 불포화지방과 함께 섭취하면 산화를 억제하는 데 도움이 된다. 오메가-3 보충제를 선택할 때는 신선한 어유를 원료로 하고, EPA와 DHA 함량이 충분하며, 산패를 막기 위해 천연비타민E(α-토코페롤, α-d-토코페롤)가 포함되어 있는지 확인해야 한다. 합성비타민E는 주로 α-l-토코페롤, α-dl-토코페롤로 표기된다. 천연비타민E는 합성에 비해 항산화 효과가 최대 38배 강하다고 알려져 있다.

현대인은 인스턴트식품과 육류 중심 식생활로 트랜스지방과 오메가-6지방산의 섭취가 지나치게 높다. 옥수수유, 식용유, 가공육 등에 많은 오메가-6의 섭취는 상대적으로 오메가-3의 섭취를 줄이게 한다. 오메가-6의 섭취를 줄이고 오메가-3의 섭취를 늘려야 세포막의 투과성이 정상화되고 체내 염증도 줄어든다.

비타민K

비타민K는 지용성 비타민으로, 주로 혈액응고에 관여하며 뼈 건강과 심혈관 건강 등 다양한 생리적 기능에 영향을 미친다. 비타민K는 여러 형태가 있지만, 대표적으로 비타민K₁(필로퀴논)과 비타민K₂(메나퀴논)가 중요하다.

- **혈액응고**: 비타민K는 간에서 혈액응고인자를 활성화하는 데 필수적이다. 이는 응고 단백질의 감마카르복실화 과정을 통해 칼슘과 결합

할 수 있게 해 출혈을 멈추도록 돕는다. 신생아는 장내 세균이 충분히 발달되지 않아 비타민K 결핍으로 인한 출혈을 예방하기 위해 출생 직후 비타민K 주사를 맞는다.

- **뼈 건강** : 비타민K는 뼈 형성 단백질인 오스테오칼신을 활성화해 칼슘이 뼈에 잘 결합하도록 돕는다. 이를 통해 뼈의 강도를 높이고 골다공증 위험을 낮출 수 있다.
- **심혈관 건강** : 일부 연구에 따르면 비타민K_2는 혈관벽에 칼슘이 과도하게 침착되는 것을 막아 동맥경화와 심혈관 질환 위험을 줄이는 데 도움이 될 수 있다.
- **암 예방 가능성** : 일부 연구에서는 비타민K가 대장암과 전립선암의 발생 위험성을 낮출 수 있는 가능성이 보고되었다.
- **기타 기능** : 비타민K는 간 기능 개선, 알레르기 반응 완화, 신경 보호 작용에도 관여해 신경 근육 기능을 유지하고 알츠하이머병 등 신경 퇴행성 질환의 위험성을 낮출 수 있다.

과잉증

비타민K는 일반적으로 과잉 섭취의 위험이 낮지만, 혈액응고 억제제(와파린 등)를 복용 중인 경우에는 비타민K 섭취량을 주의 깊게 관리해야 한다. 과도한 비타민K 섭취는 혈액응고 단백질의 활성화를 촉진해 혈전 위험을 높일 수 있다.

결핍증

비타민K 결핍은 비교적 드물지만, 특정 약물 복용(항생제 장기 사용, 항응고제)이나 간 질환, 흡수 장애 등으로 발생할 수 있다. 결핍되면 작은 상처에도 출혈이 멈추지 않거나 멍이 잘 들며, 잇몸 출혈, 코피, 위장 출혈 등이 나타날 수 있다. 장기적으로는 골다공증과 골절 위험이 높아질 수 있다.

급원 식품

비타민K1은 주로 녹색 잎채소(시금치, 케일, 브로콜리 등)에 풍부하며, 비타민K2는 동물성 식품(간, 달걀, 치즈)이나 발효식품(낫토 등)에 많이 들어 있다. 지용성이므로 지방과 함께 섭취하면 흡수율이 높아진다.

비타민의 종류와 주요 기능 요약

비타민	결핍 시 나타나는 증상	주요 함유 식품
비타민A	야맹증, 시력 저하, 안구·피부 건조, 면역력 저하, 생식 기능 저하	간, 달걀, 유제품, 당근, 고구마, 시금치, 케일(카로티노이드)
비타민B_1 (티아민)	피로감, 식욕 저하, 체중 감소, 손발 저림, 신경 불안, 각기병	현미, 잡곡, 보리, 콩, 견과류
비타민B_2 (리보플라빈)	구내염, 입술·코 주위 피부염, 시력 저하	녹황색 채소, 달걀, 간, 생선, 유제품
비타민B_3 (니아신)	구내염, 피부염, 설사, 치매(펠라그라)	육류, 간, 어류, 밀 배아, 효모
비타민B_5 (판토텐산)	저혈당, 빈혈, 피로, 두통, 피부염	간, 닭고기, 현미, 비정제 곡류, 녹색 잎채소
비타민B_6 (피리독신)	빈혈, 신경과민, 우울감, 지루피부염, 근육 경련	신선 채소, 달걀, 간, 통곡류
비타민B_7 (비오틴)	탈모, 피부염, 손톱 깨짐, 피로	달걀노른자, 현미, 견과류(아몬드, 땅콩), 콩류
비타민B_9 (엽산)	빈혈, 기형아 출산, 조산, 피로, 입안 염증	신선한 과일, 푸른 잎채소, 콩류, 브로콜리, 아스파라거스
비타민B_{12} (코발라민)	빈혈(악성빈혈), 신경과민, 기억력 저하, 피로	간, 소고기, 돼지고기, 달걀, 유제품
비타민C	괴혈병, 피로, 면역 저하, 상처 치유 지연, 빈혈	귤, 딸기, 오렌지, 토마토, 브로콜리, 파프리카, 양배추
비타민D	구루병(어린이), 골다공증, 면역력 저하, 근육 약화, 우울증	연어, 고등어, 정어리, 달걀노른자, 버섯, 간
비타민E	세포 손상, 빈혈, 근육 약화, 면역력 저하	견과류, 콩류, 달걀, 푸른 잎채소
비타민K	출혈 지속, 멍 잘 생김, 골다공증, 혈관 석회화	브로콜리, 시금치, 케일, 간, 달걀, 발효식품(낫토)

미네랄을
꼭 챙겨야 하는 이유

　무기질, 즉 미네랄은 인체를 구성하는 원소로, 섭취하면 몸에서 분해되는 유기질과 달리 분해되지 않는 영양소를 말한다. 인체를 구성하는 미네랄은 체중의 약 3.5~4%를 차지하며, **뼈와 치아를 만들고 혈액 속 산소 운반, 신경 전달, 소화효소 작용, 삼투압 조절 등 다양한 생리 작용**을 담당한다. 또한 각종 대사에 관여해 오장육부의 기능을 원활히 하고 몸을 건강하게 유지하도록 돕는다.
　대표적인 필수 미네랄로는 칼륨, 칼슘, 마그네슘, 나트륨, 철, 아연, 요오드(아이오딘), 셀레늄, 인, 황, 염소, 구리, 망간, 코발트 등이 있다. 미네랄은 체내에서 합성되지 않기 때문에 반드시 식품을 통해 섭취해야 한다. 하지만 하루 필요량이 많지 않아 자칫 소홀히 여기기 쉽고, 흡수율도 평균 20% 미만으로 낮은 편이다. 특히 칼슘과 철분은 흡수율이 더 낮아 결핍되기 쉽다.
　현대인은 미네랄 불균형에 노출되기 쉽다. 일부 미네랄은 부족하고,

반대로 일부는 과잉으로 섭취된다. 이는 피로, 스트레스는 물론이고 각종 질환의 발생 가능성을 높여 삶의 질을 떨어뜨린다. 전문가들은 이런 불균형의 원인으로 약물 복용, 인스턴트식품 위주의 식단, 토양 오염 등을 꼽는다.

나이가 들수록 복용하는 약의 종류가 늘어나는데, 위염과 역류성 식도염 치료에 쓰이는 위산 억제제(프로톤펌프 억제제)는 철분·마그네슘 흡수를 방해한다. 경구피임약은 셀레늄·아연·마그네슘 등 부족하기 쉬운 미네랄의 혈중 농도를 낮춘다는 연구도 있다.

또 과자, 시리얼, 빵 같은 가공식품과 인스턴트식품을 자주 먹으면 칼슘·칼륨·아연은 부족해지고 나트륨은 지나치게 섭취된다. 인스턴트식품에는 맛을 위해 나트륨과 각종 첨가물이 많이 들어가지만, 칼륨이나 칼슘 등의 유익한 미네랄은 거의 들어 있지 않기 때문이다.

여기에 토양 산성화, 비료 과다 사용으로 작물의 미네랄 함량이 줄어들면서 우리가 먹는 식재료 속 미네랄도 줄어드는 실정이다. 이로 인해 미네랄 불균형은 현대인에게 흔히 나타난다.

내 몸에 어떤 미네랄이 부족하고 과잉 상태인지 확인하고 싶다면 '모발 미네랄 검사'를 참고할 수 있다. 모근 가까이 머리카락을 3cm 정도 잘라 검사하면 몸에 축적된 각종 미네랄 상태를 파악할 수 있다. 다만 모발 미네랄 검사는 장기 축적 경향을 파악하는 데 참고 지표로 활용되며, 정확한 진단과 치료를 위해서는 혈액검사나 소변검사 등 다른 검사와 함께 확인하는 것이 권장된다. 검사 결과 특정 미네랄이 부족하다면 해당 미네랄이 풍부한 식품을 식단에 포함시켜 식습관을 개선해야 한다.

칼슘(Ca)

칼슘은 우리 몸에서 가장 많은 양을 차지하면서도 가장 중요한 미네랄이다. 그러나 현대인은 육류, 유제품, 빵, 맥주, 콜라, 케이크, 인스턴트식품 등 산성 식품을 자주 섭취하기 때문에 체내 칼슘이 쉽게 빠져나가 결핍되기 쉽다.

칼슘은 주로 뼈와 치아를 구성하고, 신경 전달과 근육 수축, 혈액응고 등에도 관여하며, 조혈과 혈관·혈액 건강에도 중요한 역할을 한다. 따라서 우리 몸에 저장된 칼슘을 잘 보존하려면 산성 식품 섭취를 줄이고 현미채식을 실천해야 한다. 아무 생각 없이 입이 당기는 대로 먹다 보면 뼈와 치아가 약해지고 심장 기능까지 약해질 수 있다.

- **뼈 건강**: 체내 칼슘의 약 99%는 뼈와 치아에 저장되어 있다. 충분한 칼슘 섭취는 건강한 골격을 유지하고, 골다공증 등 뼈 질환을 예방하는 데 필수적이다.
- **신경 전달**: 칼슘은 신경 신호 전달에 관여하여 근육 수축과 심장박동, 호르몬 분비 등을 조절한다. 부족하면 신경 전달이 원활하지 않아 근육 경련이나 떨림이 생길 수 있다.
- **혈액응고**: 칼슘은 혈액응고인자의 활성화에 필수적이다. 상처가 났을 때 출혈을 멈추는 데 중요한 역할을 한다.
- **혈관 건강**: 혈액이 산성화되면 체액의 pH를 일정하게 유지하기 위해 혈관과 뼈에서 칼슘이 빠져나온다. 이때 뼈에서 유리된 칼슘이 혈액

내에 과도하면 혈관 벽에 석회화가 생겨 혈관이 딱딱해질 수 있다. 따라서 혈액의 산성화를 막는 식습관이 중요하다.

과잉증

칼슘은 과잉 섭취하면 대부분 소변으로 배출되지만, 과도하면 신장결석 등의 문제를 일으킬 수 있다. 특히 흡수율이 낮은 칼슘 보충제를 무분별하게 복용하면 체내 칼슘 농도가 과잉되어 연조직에 석회화가 생길 가능성이 있다. 합성칼슘제는 불필요한 첨가물이 있을 수 있으므로, 원료 형태와 흡수율을 꼼꼼히 확인해 안전한 제품을 선택해야 한다.

결핍증

칼슘 결핍으로 유발되는 질환은 100여 종이 넘는다. 대표적으로는 심부전증과 부정맥이 있으며, 혈중 칼슘 농도가 낮으면 뼈에서 빠져나온 칼슘이 혈관에 쌓여 관상동맥을 좁히고 심장 기능을 저하시키기도 한다. 그 결과 심장의 조직이 손상되어 심부전이 오거나 부정맥 증상이 발생할 수 있다. 칼슘을 충분히 보충하면 증상이 완화되지만, 원인을 모르면 심전도검사 등으로는 진단이 어렵다.

칼슘이 결핍되면 아래와 같은 증상이 나타날 수 있다.

- **구루병**: 어린이나 청소년의 골격이 약해지고 변형되는 질환이다.
- **골다공증**: 뼈의 밀도가 낮아져 골절 위험이 증가한다.
- **근육 경련**: 신경 전달 이상으로 인한 경련이 생긴다.

- **신경과민**: 불안, 불면, 우울 등의 증상이 나타난다.
- **혈관 경화**: 혈관 탄력성이 떨어져 고혈압이나 심장 질환 발생 위험이 증가한다.

급원 식품

칼슘은 유제품, 녹색 잎채소, 뼈째 먹는 생선, 두유, 요구르트 등에 풍부하다. 성인 남성은 하루 1,000㎎, 성인 여성은 1,200㎎을 권장하며, 특히 여성은 골다공증 예방을 위해 충분한 섭취가 필요하다.

칼슘은 과잉 섭취할 일이 흔하지 않지만, 흡수율이 낮은 합성칼슘을 무턱대고 복용하면 신장결석 같은 부작용이 생길 수 있다. 따라서 칼슘은 음식으로 섭취하고, 보충제는 흡수율이 높고 안전성이 검증된 제품으로 적정량만 섭취하는 것이 좋다.

합성칼슘과 천연칼슘은 어떻게 다를까?

전 세계에서 가장 많이 판매되는 칼슘제는 주로 탄산칼슘과 구연산칼슘이다. 탄산칼슘은 가격이 저렴하지만 위산이 적은 사람에게는 소화가 어렵고 흡수율이 낮다. 구연산칼슘은 탄산칼슘보다 가격이 높지만 위산과 무관하게 비교적 흡수가 잘된다고 알려져 있다.

탄산칼슘의 제조 과정을 보면, 석회석(라임스톤)을 고온으로 처리해 생석회를 만든 뒤 물과 반응시켜 석회유를 얻고, 여기에 탄산가스를 주입해 침전시키면 탄산칼슘이 만들어진다. 이렇게 얻은 탄산칼슘은 공업용(시멘트, 소독제, 석회비료)에도 사용되지만, 식용·의약용은 별도의 정제 과정을 거쳐 불순물을 제거한다.

구연산칼슘은 탄산칼슘보다 한 단계 공정이 더해진다. 굴껍데기, 꼬막, 바지락 등의 패각류나 석회석을 깨끗이 세척한 뒤 화학물질과 반응시켜 정제한 뒤, 구연산 수용액과 다시 반응시켜 구연산칼슘을 만든다.

이외에도 인산칼슘, 산화칼슘, 염화칼슘, 초산칼슘, 글루콘산칼슘 등이 있는데, 이들은 탄산칼슘 같은 무기칼슘 원료를 다른 화합물과 반응시켜 얻는 것으로 모두 합성칼슘제로 분류된다. 다만 키토산칼슘은 갑각류 껍질에서 얻은 키토산과 칼슘을 결합한 형태로, 화학반응을 거치지만 천연 복합 원료로 분류되기도 한다.

반면 천연칼슘 중 대표적인 것은 해조칼슘이다. 칼슘 함량이 높은 해조류를 청정 해역에서 채취해 깨끗이 세척하고, 건조·분쇄 과정을 거쳐 알약으로 만든다. 해조칼슘에는 칼슘뿐만 아니라 자연 상태의 마그네슘, 아연 같은 미네랄이 함께 들어 있어 소화·흡수가 비교적 잘된다. 다만 원료 채취 해역의 청정도와 중금속 제거 기술이 품질을 좌우한다.

일반적으로 합성칼슘은 원료가 무기물질이고 화학공정을 거치기 때문에 순도는 높고 값은 싸지만 소화·흡수가 어렵다. 따라서 되도록 양질의 천연칼슘을 선택하는 것이 좋다. 천연칼슘으로는 굴껍데기, 어패류, 해조류가 대표적이며, 소뼈 칼슘은 과거에 쓰였으나 최근엔 안전성 문제로 잘 쓰이지 않는다. 특히 해조류는 북극해 같은 청정 해역에서 채취한 것이 좋다. 또한 칼슘 흡수를 돕는 마그네슘과 비타민D가 함께 들어간 천연칼슘제를 선택하면 흡수율을 더 높일 수 있다.

철분(Fe)

철분은 체내에 산소를 공급해주는 헤모글로빈의 구성 성분으로, 산소를 각 조직으로 운반하는 중요한 역할을 한다. 체내에 존재하는 양은 적지만 그 기능은 매우 중요하다. 한번 흡수된 철분은 대부분 재사용되고, 일부는 장 점막 세포의 탈락이나 땀, 생리혈 등을 통해 손실되기 때문에 1일 필요량은 많지 않다. 그러나 성장기 어린이와 청소년, 성인 여성, 특히 임신부는 필요량이 늘어나기 때문에 철분이 부족해지기 쉽다.

우리나라의 경우 청소년과 성인 여성의 하루 철분 섭취량은 권장량보다 낮은 편이다. 또한 식품으로 섭취할 경우 철분의 흡수율은 약 10% 정도에 불과해, 칼슘과 함께 흡수율이 낮은 대표적인 영양소다. 이 때문에 철분 결핍으로 인한 빈혈이 흔히 발생하는데, 이를 철결핍성 빈혈이라 하며 산소 공급 부족으로 학습능력 저하, 피로, 면역력 저하 등을 초래할 수 있다.

- **헤모글로빈 형성** : 철분은 적혈구 내 헤모글로빈을 구성해 산소를 폐에서 몸의 각 조직으로 운반한다. 철분이 부족하면 적혈구 생산이 줄어들어 빈혈이 발생한다.
- **면역 기능** : 철분은 면역체계 유지에도 필수적이다. 적정량의 철분은 감염에 대한 저항력을 높이고 면역 기능을 강화한다.
- **에너지 생산** : 철분은 체내 에너지 생성에도 관여해 피로감을 줄이고 활력을 유지하는 데 도움을 준다.

과잉증

철분은 과잉 섭취해도 대부분 쉽게 배출되지 않고 간, 심장, 소화관 등 장기에 축적되어 손상을 일으킬 수 있다. 과잉 시 피로감, 복통, 메스꺼움 같은 증상이 나타날 수 있으며, 심하면 간 손상, 심혈관 질환, 위장관 장애 등이 발생할 수 있다.

결핍증

철분이 부족하면 피로, 면역력 저하, 두통, 어지러움 등이 나타나며, 심하면 빈혈로 진행된다. 철분은 적혈구 내 혈색소를 구성하는 필수 미네랄로, 수명이 다한 적혈구가 간과 비장에서 파괴되면 철분이 재활용된다. 따라서 지방간이나 간염, 간경변 등으로 간 기능이 저하되면 철분 회수 능력이 떨어져 결핍이 더 쉽게 일어날 수 있다.

철분이 결핍되면 아래와 같은 증상이 나타날 수 있다.

- **빈혈**: 적혈구 생산이 줄어들어 빈혈이 발생하고, 피로, 어지럼증, 두통, 숨 가쁨 등이 나타난다.
- **창백한 피부**: 철분 부족으로 피부가 창백해질 수 있다.
- **심장 두근거림**: 산소 공급 부족으로 심장이 더 많은 일을 하면서 두근거림이 생길 수 있다.
- **입술·손톱 변화**: 입술과 손톱이 창백하거나 쉽게 부서질 수 있다.
- **성장 지연**: 어린이의 경우 철분 부족으로 성장 및 발달이 늦어질 수 있다.

급원 식품

철분 결핍은 철분이 풍부한 식품이나 보충제를 통해 예방할 수 있다. 대표적으로 간, 적색 육류, 닭고기, 달걀노른자, 조개류(굴, 홍합 등), 생선, 콩, 견과류, 시금치·브로콜리 같은 녹색 잎채소에 풍부하다. 식물성 철분은 흡수율이 낮기 때문에 비타민C가 풍부한 음식과 함께 먹으면 흡수율을 높일 수 있다.

아연(Zn)

아연은 인체에서 다양한 생체 기능을 수행하는 필수 미네랄이다. 인체에는 3,000가지가 넘는 효소가 존재하는데, 아연은 그중 300가지 이상의 효소 활성에 관여한다. 아연은 면역체계 강화, 세포분열, 단백질 합성, DNA 합성, 감각 기능 유지, 상처 치유 등에 중요한 역할을 한다.

아연은 췌장의 β세포에서 인슐린의 합성과 분비에 관여하여 당 대사의 이상을 방지하며, 혈중 콜레스테롤 조절과 알코올 분해에도 필요하다. 알코올을 분해하는 탈수소효소(ADH)에는 아연이 필수적이고, 알코올 대사로 간에 부담이 갈 때 간의 재생과 해독에도 아연이 관여한다. 간은 해독, 단백질 합성, 당·지방 저장, 담즙 생성 등을 담당하는 유일한 재생 기관으로, 아연은 간세포의 재생과 분열을 촉진한다.

또한 아연은 면역 기능을 강화해 감염을 예방하고 상처 치유를 촉진하며, 피부 건강 유지에도 중요하다. 생체막 안정화, 콜라겐 합성, 중추신경계 기능, 망막 기능, 생식 기능 유지에도 관여한다. 어린이 성장과 인지 발달에도 필요하며, 성인 남성에서는 전립선과 고환에 특히 많이 존재한다. 아연은 뇌하수체의 생식선자극호르몬 기능을 활성화해 남성호르몬과 정자 생산을 원활하게 한다. 모유에도 초기에 아연 농도가 높아 신생아 성장에 필수적이다.

과잉증

아연을 과잉 섭취하면 일부는 소변과 소화관으로 배출되지만, 장기간 과잉 섭취 시에는 면역력이 오히려 저하되고 구리·철분 흡수를 방해해 결핍을 유발할 수 있다.

결핍증

아연이 결핍되면 아래와 같은 증상이 나타날 수 있다.

- **성장 지연**: 아연 결핍은 성장기 어린이의 성장과 발달을 늦출 수 있다.
- **면역 기능 저하**: 아연 결핍은 면역력이 떨어져 감염에 쉽게 노출된다.
- **피부 변화와 상처 치유 지연**: 피부 건강이 저하되고 상처가 잘 낫지 않는다.
- **미각·후각 이상**: 아연은 맛을 느끼는 미뢰 세포 생성에 필요하다. 결핍 시 미각·후각 기능에 이상이 생길 수 있다.
- **생식 기능 저하**: 남성의 생식 기능이 떨어지고 여성의 임신 유지에도 불리하다.
- **탈모**: 모발 건강이 나빠져 탈모가 생길 수 있다.
- **우울증**: 신경전달물질 합성에 관여해 결핍되면 우울증 등 정신 건강

에 문제가 생길 수 있다.

급원 식품

과자, 빵, 라면 같은 인스턴트식품에 포함된 환경호르몬은 아연을 고갈시킨다. 이러한 식품을 즐겨 먹는 사람일수록 칼슘과 함께 아연이 부족한 경우가 많다.

아연은 주로 굴, 소고기, 닭고기, 돼지고기, 달걀, 유제품 등의 동물성 식품에 풍부하며, 곡류, 콩류, 견과류, 씨앗류에도 함유되어 있다. 아연은 흡수가 쉽지 않기 때문에 영양제로 섭취할 때는 마그네슘 등과 함께 보충하는 것이 좋다. 구연산, 아세트산, 사과산, 유산, 비타민C, 아미노산은 아연 흡수를 돕는다. 반면 차의 타닌, 곡류 껍질의 피트산, 폴리페놀 등은 흡수를 방해할 수 있다.

셀레늄(Se)

셀레늄은 인체에 필요한 대표적인 미량 원소로, 강력한 항산화 작용을 통해 세포 손상을 예방하고 면역체계를 강화하는 데 도움을 준다. 셀레늄은 특히 글루타티온 과산화효소라는 항산화 효소의 활성 중심으로 작용하여 활성산소를 중화하고 세포를 보호한다. 또한 갑상선 호르몬 대사, 생식 기능 유지, 인지 기능 등에도 관여한다.

셀레늄은 과잉 섭취하면 독성을 일으킬 수 있으므로 적정량을 유지하는 것이 중요하다.

과잉증

셀레늄을 과잉 섭취하면 여분은 오줌으로 배출되지만, 장기간 고용량을 복용하면 메스꺼움, 구토, 설사 같은 위장 장애와 함께 탈모, 손발톱 이상, 발진, 피로, 신경 손상이 나타날 수 있다. 호흡 시 마늘 냄새가 나는 것이 특징적이다.

결핍증

셀레늄이 결핍되면 아래와 같은 증상이 나타날 수 있다.

- **근육 약화**: 근육 기능과 운동 능력이 저하될 수 있다.
- **심혈관 질환 위험**: 심혈관 건강 유지에 필수적이며, 결핍 시 심혈관 질환 위험이 증가한다.
- **생식 기능 저하**: 남성 정자의 생성과 운동성, 여성의 난소 기능과 호르몬 균형 유지에 관여한다.
- **면역 기능 저하**: 감염에 대한 저항력이 약해진다.
- **피부 문제**: 피부 건조, 염증, 상처 치유 지연 등을 유발할 수 있다.
- **갑상선 기능 이상**: 갑상선 호르몬 대사에 필수적이며, 결핍 시 기능 저하를 일으킨다.
- **인지 기능 저하**: 뇌 기능 유지에도 필요해 결핍 시 인지력 저하를 초래할 수 있다.

급원 식품

셀레늄은 브라질너트, 해산물, 육류, 곡류, 견과류, 채소, 마늘 등에 풍부하다. 균형 잡힌 식단으로 충분히 섭취할 수 있으며, 부족할 경우 보충제를 활용할 수 있다.

인(P)

인은 인체에 필수적인 미량 원소로 여러 중요한 생리적 기능을 담당한다.

- **에너지 대사**: 인은 ATP(아데노신삼인산)의 주요 구성 요소로, 세포 내 에너지를 저장하고 전달하는 데 필수적이다.
- **세포 구조**: 인은 세포막의 주요 성분인 인지질의 일부로, 세포 구조와 기능 유지에 기여한다.
- **유전자 합성**: 인은 DNA와 RNA의 구조적 요소로, 유전정보의 저장과 전송에 중요한 역할을 한다.

과잉증

인을 과잉 섭취하면 칼슘과의 불균형으로 뼈 건강에 악영향을 미칠 수 있고, 신장 기능에도 부담을 줄 수 있다. 특히 일부 식품이나 가공식품, 인산염이 첨가된 음료 등은 인 함량이 높아 주의가 필요하다. 우유는 칼슘과 인이 모두 풍부해 균형이 잘 맞는 편이지만, 가공식품의 과잉 섭취는 칼슘과 인의 균형을 깨트려 오히려 뼈를 약하게 할 수 있다.

결핍증

인은 결핍될 경우 피로감, 뼈 약화, 근육 약화, 골다공증 등의 증상이 나타날 수 있다. 다만 인은 식품을 통해 비교적 쉽게 섭취되기 때문에 결핍은 드문 편이다.

급원 식품

인은 육류, 생선, 유제품, 견과류, 콩류, 곡물 등 다양한 식품에 포함되어 있다. 특히 치즈, 콩, 귀리, 닭고기 등에 풍부하며, 가공되지 않은 자연식품을 통해 균형 있게 섭취하는 것이 좋다.

마그네슘(Mg)

마그네슘은 인체에 꼭 필요한 미네랄로 다양한 생리적 기능에 관여한다. 칼슘과 마그네슘은 서로 길항작용을 하여 균형을 맞추는데, 칼슘은 수축 미네랄, 마그네슘은 이완 미네랄로 알려져 있다. 마그네슘 결핍으로 나타나는 질환과 증상은 매우 다양하며, 칼슘 결핍까지 겹치면 수백 가지 증상이 나타날 수 있다고 알려져 있다.

마그네슘은 세포의 정상적인 재생과 면역반응에도 중요한 역할을 한다. 병든 세포가 제거되고 면역이 정상적으로 작동하려면 마그네슘이 반드시 필요하다. 마그네슘은 칼륨, 나트륨과 함께 노폐물 배출과 체내 균형 유지에도 관여한다.

- **에너지 대사**: 마그네슘은 에너지 생산에 필요한 여러 효소 반응의 보

조 인자로 작용한다.

- **근육 기능**: 근육 수축과 이완에 관여해 경련이나 근육 약화를 예방한다.
- **신경 기능**: 신경전달물질의 활동을 조절해 신경계가 정상적으로 작동하도록 돕는다.
- **뼈 건강**: 칼슘과 함께 뼈의 구조와 강도를 유지한다.
- **혈당 조절**: 혈당을 안정시키고 인슐린 기능을 도와 당뇨병 예방에 도움을 준다.
- **혈압 조절**: 혈압을 조절해 심혈관 건강을 유지한다.

과잉증

마그네슘을 과다 섭취하면 위장 장애나 설사, 근육 약화와 피로감, 심장 기능 저하, 혈압 변동이 나타날 수 있다.

결핍증

마그네슘이 결핍되면 아래와 같은 증상이 나타날 수 있다.

- **뼈 연화증**: 마그네슘 결핍은 뼈를 물러지게 한다.
- **근육 관련 증상**: 경련, 근육 약화, 떨림, 근육 피로가 나타난다. 운동하는 사람일수록 보충이 필요하다.
- **신경 관련 증상**: 신경이 예민해지고 과잉행동, 불안, 우울, 수면장애로 이어질 수 있다. 어린이에게는 예민하고 충동적인 행동이 나타날 수

있다.
- **심장 관련 증상**: 심장박동이 불규칙해지고 기능이 약해질 수 있다.
- **기타 증상**: 피로, 두통, 식욕부진, 변비 등이 나타날 수 있다.

급원 식품

마그네슘은 엽록소의 구성 성분이므로 녹색 잎채소에 많이 함유되어 있다. 견과류, 씨앗류, 곡류, 콩류도 좋은 공급원이다. 특히 시금치, 아몬드, 브라질너트, 검은콩, 귀리, 천일염, 다시마, 아보카도, 바나나 등에 풍부하다.

칼륨(K)

칼륨은 우리 몸에서 체액의 균형을 유지하고, 신경 자극 전달과 근육 기능 조절, 혈압 관리 등 여러 중요한 생리적 기능을 담당하는 필수 미네랄이다.

- **체액 균형 유지**: 칼륨은 세포 내외 수분과 전해질 균형을 유지해 체액의 안정성을 돕는다.
- **신경 및 근육 기능**: 칼륨은 신경 자극 전달과 근육 수축·이완에 관여해 심장박동과 근육 활동을 정상적으로 유지한다.
- **혈압 조절**: 나트륨과 길항작용을 하여 혈압을 적정 수준으로 유지하는 데 도움을 준다.
- **뼈 건강**: 칼륨은 산-염기 균형을 조절해 뼈의 칼슘 손실을 예방함으

로써 뼈 건강 유지에 기여한다.

과잉증

칼륨은 신장 기능이 정상이라면 과잉 섭취해도 대부분 소변으로 배출되므로 일반적으로 안전하다. 다만 신장 기능이 저하된 사람은 칼륨 배설 능력이 떨어져 고칼륨혈증이 발생할 수 있으므로 주의해야 한다. 일반적으로 채소나 나물, 천일염으로 간을 맞춘 음식과 함께 먹으면 칼륨 과잉을 크게 걱정할 필요는 없다.

결핍증

칼륨 결핍은 불규칙한 식사나 가공식품 위주의 식습관, 다이어트로 식사량이 줄어들 때 발생하기 쉽다.

- **혈압 상승**: 이뇨제 복용 등으로 칼륨이 고갈되면 혈압이 상승할 수 있다.
- **근육 경련·약화**: 칼륨은 근육 기능 유지에 중요해 결핍되면 근육 경련과 약화, 피로감이 나타날 수 있다.
- **변비**: 장의 연동운동이 저하되어 변비를 유발할 수 있다.
- **심장 박동 이상**: 부정맥, 심방세동 등의 비정상 심장박동은 칼륨 또는 마그네슘 결핍과 연관이 있다.
- **불안·불면**: 칼륨은 신경 안정에도 관여하므로 결핍되면 불안, 불면이 생길 수 있다.

- **신장 문제**: 칼륨 결핍은 신장 기능 저하로 다뇨가 나타날 수 있다.
- **당 대사**: 칼륨은 당 대사에도 관여해 결핍되면 피로감과 당류 갈망에 영향을 줄 수 있다.

급원 식품

칼륨은 신선한 채소와 과일에 가장 풍부하다. 바나나, 아보카도, 감자, 고구마, 오렌지, 견과류, 콩류 등에 많이 들어 있으며 채식 위주의 식단으로 충분히 보충할 수 있다. 육류 위주 식단은 칼륨이 부족할 수 있으므로 채소·과일을 함께 섭취하는 것이 좋다. 칼륨은 체액 균형, 신경 및 근육 기능 유지, 혈압 관리 등 다양한 역할을 담당하므로 균형 잡힌 식단이 중요하다.

나트륨(Na)

나트륨은 칼륨과 함께 체액의 균형을 유지하고 수분 대사를 조절하며, 신경 자극 전달과 근육의 수축·이완에 꼭 필요한 미네랄이다.

- **체액 균형 유지**: 나트륨은 칼륨과 함께 삼투압을 조절해 체액과 수분의 균형을 맞춘다.
- **신경 및 근육 기능**: 나트륨은 신경 자극 전달과 근육의 수축·이완을 조절해 정상적인 신경과 근육 기능을 유지한다.
- **혈압 조절**: 나트륨 농도가 높으면 혈압이 상승할 수 있다. 적정량의 나트륨은 혈압 유지에 필수지만, 과잉은 고혈압의 주된 원인이 된다.

과잉증

나트륨은 체액 균형과 신경 기능 유지에 꼭 필요하지만, 과잉 섭취하면 고혈압, 심혈관 질환, 뇌졸중, 신장 질환 위험이 높아지고 체액 저류로 부종이 생길 수 있다. 가공식품과 외식 메뉴에 나트륨이 과다하므로 식습관 관리가 중요하다.

결핍증

나트륨 결핍(저나트륨혈증)은 드물지만 구토, 설사, 과도한 발한, 탈수 등으로 발생할 수 있다. 결핍되면 피로, 근육 약화, 두통, 혼란, 심한 경우 경련이나 의식 저하로 이어질 수 있다.

급원 식품

나트륨은 소금(정제염)과 간장, 소스, 해산물, 가공식품, 인스턴트식품 등에 많이 들어 있다. 인스턴트식품이나 포장식품에 쓰이는 나트륨은 대부분 정제염(염화나트륨 99% 이상)이다. 나트륨은 지나치게 적어도 문제지만, 과다 섭취가 더 흔하므로 가급적 천일염 등 자연염을 적정량 사용하고 신선한 식품 위주의 식단을 유지하는 것이 중요하다.

구리(Cu)

구리는 우리 몸에 꼭 필요한 필수 미량 원소로, 다양한 생리적 기능을 담당한다.

- **적혈구 생성**: 구리는 철분의 대사와 흡수를 도와 적혈구 생성과 혈색소(헤모글로빈) 합성에 관여하여 산소 운반을 원활히 한다.
- **항산화 작용**: 구리는 강력한 항산화 효소인 슈퍼옥사이드 디스뮤타아제(SOD)의 구성 요소로, 활성산소를 중화해 세포 손상을 막고 면역 체계를 강화한다.
- **뼈 건강**: 구리는 뼈 형성과 유지에 관여해 뼈의 강도를 높이고 건강을 유지한다.
- **신경계 기능**: 구리는 신경전달물질의 합성과 신경계의 정상 기능 유지에 필요하다.
- **혈관 건강**: 구리는 혈관 벽의 탄력과 결합조직 형성에 도움을 준다.

과잉증

구리는 일반적인 식생활에서 과잉 섭취가 드물지만, 지나치게 섭취하면 구리 독성이 나타날 수 있다. 과잉 섭취 시 구토, 설사, 복통, 간 손상 등이 발생할 수 있으며, 구리 축적 유전질환인 윌슨병이 있는 경우 특히 주의해야 한다.

결핍증

구리 결핍은 드물지만, 심한 영양 결핍이나 흡수 장애가 있을 때 발생할 수 있다. 결핍되면 혈관 탄력 저하와 경화, 철 이용 장애성 빈혈, 뼈 건강 저하, 면역 기능 약화, 신경 기능 저하 등이 나타날 수 있다.

급원 식품

구리는 조개류(굴, 조개, 게 등), 간과 같은 내장육, 견과류(호두, 캐슈넛), 씨앗류(참깨, 해바라기씨), 초콜릿과 코코아, 곡류(귀리, 현미)에 풍부하다. 콩류, 바닷가재, 새우, 버섯 등에도 다량 함유되어 있어 균형 잡힌 식사를 통해 섭취할 수 있다.

크롬(Cr)

크롬은 혈장단백질과 결합해 운반되며, 인체 전반에 존재하는 필수 미량 원소다. 심혈관 건강, 혈당 조절, 면역 기능 유지에 도움을 준다. 특히 인체에 필요한 미량 영양소인 3가 크롬은 식품과 보충제에 활용되며, 6가 크롬은 발암성이 있는 독성 물질로 산업 현장에서만 발생한다.

- **당뇨병 관리** : 크롬은 포도당 대사와 인슐린 작용을 돕는 보조 인자로서 혈당 조절에 기여한다.
- **콜레스테롤 조절** : 일부 연구에서 크롬이 LDL콜레스테롤을 줄이고 HDL콜레스테롤을 높이는 데 도움을 줄 수 있다고 보고되었으나, 이에 대해 효과가 뚜렷하지 않다는 메타 분석 결과도 있다.
- **지방 대사** : 크롬은 지방 대사에 관여해 체지방 감소에 도움을 줄 수 있다.
- **기타** : 고지혈증 예방, 다낭성 난소증후군 개선, 우울감 완화에도 일부 도움이 될 수 있다.

과잉증

3가 크롬은 일반 식품과 보충제 섭취 수준에서는 독성이 거의 없다. 다만 고용량의 특정 보충제(크롬 피콜리네이트 등)를 장기 복용할 경우 간 손상 등의 부작용 보고가 있으므로 주의해야 한다. 6가 크롬은 산업용 독성 물질로 피부염, 피부궤양, 기관지암 등을 유발할 수 있다.

결핍증

크롬 결핍은 드물지만, 극단적 영양 결핍이나 당뇨병 환자 등에서 흡수 부족 시 포도당 내성, 고지혈증, 고혈압 등이 발생할 수 있다.

급원 식품

크롬은 곡물(특히 통곡물 껍질), 효모, 육류, 가금류, 해산물, 포도·복숭아·딸기 같은 과일, 양파·마늘·브로콜리 등의 채소에 풍부하다.

몰리브데넘(Mo)

몰리브데넘은 철과 구리의 대사에 관여하여 빈혈 예방에 도움을 주고, 질소 대사 과정에도 중요한 역할을 하는 필수 미량 원소다.

특히 여러 산화환원효소(예: 황산화효소, 알데하이드 산화효소, 자낭산화효소)의 보조 인자로 작용해 체내 독성 물질 해독과 배출을 돕고, 간접적으로 항산화 작용에도 기여한다.

- **효소 활성화**: 몰리브데넘은 여러 효소의 활성화에 필수적이다. 이를

통해 체내 노폐물과 유해 물질을 분해·배출해 해독 작용을 돕는다.
- **항산화 작용**: 몰리브데넘은 산화 스트레스로부터 세포를 보호하는 간접적 항산화 역할을 한다.

과잉증

몰리브데넘을 과잉 섭취하면 구리 대사를 방해해 구리 결핍성 빈혈을 유발할 수 있다. 다만 사람 대상의 장기 과잉 연구는 드물어 명확한 독성 기준은 부족하다.

결핍증

몰리브데넘 결핍은 매우 드물다. 흡수가 충분하지 않거나 유전적 결핍증이 있는 경우 심장박동 증가, 호흡 곤란, 신경 장애 등이 발생할 수 있다는 일부 보고가 있다.

급원 식품

몰리브데넘은 곡류(특히 곡물 껍질), 콩류, 육류, 가금류, 해산물, 사과·자두 등 과일, 시금치·양파 같은 채소에 포함되어 있어 자연식 위주 식단이면 충분히 섭취할 수 있다.

미네랄의 종류와 주요 기능 요약

미네랄		주요 기능
다량 미네랄	칼슘(Ca)	뼈·치아 형성, 신경 전달, 근육 수축, 혈액응고
	인(P)	에너지 대사(ATP), 세포막·유전자 구성, 뼈 건강
	칼륨(K)	체액 균형, 혈압 조절, 신경·근육 기능 유지
	나트륨(Na)	체액·수분 균형, 신경 전달, 혈압 유지
	마그네슘(Mg)	에너지 대사, 근육 이완, 신경 안정, 뼈 건강
	유황(S)	단백질(아미노산) 구성, 해독 작용 보조
	염소(Cl)	위산(HCl) 구성, 체액·산염기 균형 유지
미량 미네랄	철(Fe)	헤모글로빈·미오글로빈 구성, 산소 운반
	아연(Zn)	면역력, 세포분열, 성장, 효소 활성화
	구리(Cu)	철분 대사, 항산화 효소(SOD) 구성, 혈관 탄력
	셀레늄(Se)	항산화(글루타티온 과산화효소), 면역·갑상선 기능
	망간(Mn)	에너지 대사, 항산화 효소, 뼈·연골 형성
	몰리브데넘(Mo)	효소 활성화(해독), 질소·황 대사, 철·구리 대사 보조
	크롬(Cr)	인슐린 작용 보조, 혈당 조절, 지방·콜레스테롤 대사
	코발트(Co)	비타민B_{12} 구성 성분, 적혈구 생성
	요오드(I)	갑상선 호르몬 합성, 신진대사 조절

미네랄은 인체 건강을 유지하는 데 필수적인 무기질로, 필요량에 따라 크게 다량 미네랄과 미량 미네랄로 나뉜다. 다량 미네랄은 하루 필요량이 100㎎ 이상으로 비교적 많은 양이 필요하며, 체내 저장량도 큰 편이다. 반면, 미량 미네랄은 하루 필요량이 100㎎ 미만으로 소량이지만, 몸속에서 효소 활성화, 항산화 작용, 면역 기능 유지 등 다양한 생리적 기능에 꼭 필요하다. 필요량은 적어도 결핍되면 건강에 큰 문제가 생길 수 있어 다량 미네랄과 함께 균형 있게 섭취하는 것이 중요하다.

단백질과 아미노산을 꼭 챙겨야 하는 이유

단백질은 인체를 구성하는 기본 요소이자, 탄수화물과 지방과 함께 열을 내는 열량소로 우리 몸의 성장과 발달에 중요한 역할을 한다. 눈에 보이는 근육뿐 아니라 내장, 호르몬, 효소, 항체 등 몸 곳곳에서 쓰임새가 다양하다. 단백질 파우더로 섭취할 경우 흡수율은 약 50%이며, 이 중 10% 정도만 근육 합성에 사용되므로 근육량을 늘리려면 일반적인 섭취량 이상으로 충분한 단백질이 필요하다.

- **근육 성장과 유지**: 단백질은 근육 조직의 기본 구성 성분으로, 근육 생성과 유지에 필수적이다. 특히 운동 후 단백질 보충제를 섭취하면 손상된 근육을 회복하고 새로운 근육 생성에 도움이 된다.
- **조직 복구 및 성장**: 근육, 피부, 머리카락, 손톱, 장기 등 다양한 조직이 단백질로 구성된다. 성장과 발달을 위해 충분한 단백질 섭취는 필수다.

- **세포 성장 및 복구**: 단백질은 매일 새로운 세포를 만들고 손상된 세포를 복구하는 데 쓰인다.
- **효소 활성**: 단백질은 효소로 작용하여 소화, 대사, 면역반응 등 필수 생화학반응을 촉진한다.
- **호르몬 생성**: 단백질은 인슐린, 성장호르몬 등 몸의 기능을 조절하는 여러 호르몬의 구성 성분이다.
- **항체 생성**: 단백질은 면역체계에서 항체를 만들어 병원체를 인식·중화하는 데 쓰인다.
- **에너지 공급**: 단백질은 주된 에너지원은 아니지만 탄수화물과 지방이 부족할 때 일부가 아미노산으로 분해되어 에너지원으로 사용될 수 있다.
- **체중 관리**: 단백질은 포만감을 높여 과잉 섭취를 막고, 지방보다 소화 과정에서 더 많은 열량을 소모해 다이어트에 도움을 준다. 근육량을 유지해 기초대사량을 높이는 효과도 있다.

과잉증

단백질은 필수 영양소이지만 육류·유제품 등 동물성 단백질의 과잉 섭취 시 신장에 부담을 주고 칼슘 배출을 증가시켜 골다공증 위험을 높일 수 있다. 필요 이상으로 섭취하면 열량이 높아져 체중 증가의 원인이 되기도 한다. 단백질은 일반적으로 몸무게 1kg당 1g 정도의 양을 매일 섭취하도록 권고한다. 물론 개인의 연령, 성별, 신체 활동 수준, 건강 상태 등에 따라 적절한 단백질 섭취량이 달라질 수 있다. 단백질도 과잉 섭취하면 열량이 높아지기에 체중 증가를 유발할 수 있다.

결핍증

단백질이 결핍되면 아래와 같은 증상이 나타날 수 있다.

- **성장 저하**: 세포 분열과 재생이 원활하지 않아 성장이 지연될 수 있다.
- **뼈 건강 악화**: 골형성 단백질이 부족해져 뼈 강도와 밀도가 약해지고 골다공증 위험이 높아진다.
- **면역력 약화**: 항체 생성이 줄어 감염에 쉽게 노출될 수 있다.

급원 식품

단백질은 고기, 생선, 가금류, 달걀, 콩류, 두부, 견과류 등 다양한 식품에 풍부하다. 하루 권장 섭취량은 전체 칼로리의 10~35% 범위로, 최적 섭취는 전체 칼로리의 30% 정도가 적당하다.

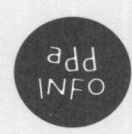

동물성 단백질과 식물성 단백질은 어떻게 다를까?

단백질 식품이라고 하면 고기, 우유, 유청단백질 파우더를 떠올리는 경우가 많다. 이들은 대표적인 동물성 단백질로, 포화지방산 함량이 높아 과잉 섭취 시 LDL콜레스테롤의 산화를 촉진해 혈관 경화를 유발할 수 있다. 고기를 즐겨 먹는 사람들이 심혈관 질환으로 사망하는 사례가 많은 것도 이와 무관하지 않다. 또한 동물성 단백질은 대사 과정에서 암모니아 같은 부산물이 발생해 간과 신장에 부담을 줄 수 있다.

시중에 판매되는 단백질 파우더는 대부분 동물성 단백질, 특히 유청단백질(웨이프로틴) 기반이다. 유청단백질은 우유에서 카제인을 분리하거나 치즈 제조 과정에서 부산물로 얻는다. 가공 과정에서 설탕이나 인공향이 첨가된 제품이 많기 때문에 무조건 건강에 좋다고 보기는 어렵다. 특히 최상의 유청단백질은 풀을 먹고 자란 건강한 소의 우유에서 얻어야 하고, 가공 과정에서도 첨가물이나 단백질 변성이 최소화되어야 하지만 이런 제품은 얻기도 어렵고 가격도 높다.

단백질은 근육과 뼈, 피부, 머리카락 등 신체를 구성하는 데 필수이며, 에너지 생성과 호르몬, 효소, 항체, 혈액 생성 등에도 관여한다. 단백질은 매일 우리 몸에서 끊임없이 분해와 합성을 반복하며, 하루 평균 약 300g의 단백질이 순환한다. 만약 단백질 섭취가 부족하면 근육에 저장된 단백질을 꺼내 쓰게 되므로, 근육량 유지와 건강을 위해 매일 충분한 양을 섭취해야 한다.

단백질의 품질은 아미노산 스코어로 구분된다. 아미노산 스코어는 9가지 필수 아미노산의 함량 비율을 점수화한 지표로, 그중 가장 부족한 필수 아미노산이 곧 단백질 품질의 상한선이 된다. 식약처에서는 일반적으로 아미노산 스코어가 85점 이상인 단백질만을 건강기능식품으로 인정한다. 동물성 단백질인 달걀과 우유는 아미노산 스코어가 100점으로 가장 높고, 대두는 약 86~90점 수준으로 식물성 단백질 중에서는 가장 우수하다. 유청단백질과 카제인도 스코어는 높지만, 포화지방과 콜레스테롤, 대사 부산물로 인한 부담, 호모시스테인 농도 증가 가능성 등 동물성 단백질의 한계는 무시할 수 없다.

따라서 아미노산 스코어가 높으면서도 포화지방과 콜레스테롤 부담이 적은 양질의 식물성 단백질을 선택하는 것이 좋다. 특히 신체 기능이 저하되기 쉬운 노년층이라면 류신을 비롯한 9가지 필수 아미노산과 11가지 비필수 아미노산이 고르게 포함된 아미노산 스코어 100 이상인 식물성 단백질로 근육 건강을 유지하는 것이 바람직하다. 필수 아미노산이 부족한 단백질 식품만 오래 섭취하면 단백질 합성이 원활하지 않아 근육 감소의 원인이 될 수 있다.

아미노산의 종류와 역할

단백질은 인체를 구성하는 기본 성분으로, 섭취 시 소화효소에 의해 잘게 분해되어 아미노산 형태로 흡수된다. 아미노산은 단백질을 이루는 가장 작은 단위로, 성질에 따라 필수 아미노산과 비필수 아미노산으로 나뉜다.

필수 아미노산

필수 아미노산은 체내에서 합성되지 않거나, 합성되더라도 양이 매우 적어 생리적 기능을 유지하기에는 부족하기 때문에 반드시 음식으로 섭취해야 한다. 성인의 경우 9종, 소아의 경우 성장기에는 아르기닌까지 포함해 10종으로 본다. 아르기닌은 성인에게는 조건부 필수 아미노산으로 분류된다.

● 리신

리신(라이신)은 체내에서 합성되지 않는 필수 아미노산으로, 반드시 음식이나 보충제를 통해 섭취해야 한다. 리신은 단백질 합성과 성장에 필수적이며, 칼슘의 흡수를 돕고 뼈 건강을 유지하는 데 기여한다.

또한 신경전달물질인 카테콜아민(도파민, 노르에피네프린)의 생성에 관여해 기분, 스트레스, 집중력에 긍정적인 영향을 줄 수 있다. 리신은 면역 세포의 생성과 활동을 지원해 감염 예방과 면역력 강화에도 기여하며, 콜라겐 생성에도 필요하여 피부, 머리카락, 손톱의 건강과 탄력 유지에 도움을 준다.

일부 연구에서는 리신 보충제가 헤르페스 바이러스(구순 포진)의 증식을 억제하는 데 도움을 줄 수 있다는 결과도 보고된 바 있다.

급원 식품 : 리신은 육류(소고기, 돼지고기, 닭고기)와 생선, 해산물(연어, 참치, 조개류) 등에 풍부하다. 또한 달걀, 우유, 치즈, 요거트 같은 유제품에도 많이 들어 있다. 식물성 식품으로는 콩류(대두, 두부, 렌틸콩), 견과류(아몬드, 땅콩), 통곡물(귀리, 퀴노아) 등이 좋은 급원이다.

섭취 팁 : 리신은 단백질 함량이 높은 육류, 유제품, 콩류 등을 균형 있게 섭취하면 충분히 보충할 수 있다. 특히 채식 위주 식단에서는 콩류나 두

부, 렌틸콩 등을 의식적으로 챙겨 먹는 것이 좋다. 리신은 열에 안정적이므로 가열 조리 시에도 큰 손실이 없다는 장점이 있다. 단백질 흡수를 돕기 위해 비타민C와 함께 섭취하면 시너지 효과를 볼 수 있다.

● **트립토판**

트립토판은 체내에서 합성되지 않는 필수 아미노산으로, 반드시 음식이나 보충제를 통해 섭취해야 한다. 트립토판은 단백질 합성의 기본 구성 요소로 사용되며, 신경전달물질과 호르몬의 전구체로서 중요한 역할을 한다. 트립토판은 기분, 식욕, 수면 등에 영향을 미치는 세로토닌과 수면-각성 주기를 조절하는 멜라토닌의 전구체로 작용한다. 따라서 트립토판 섭취는 수면의 질 개선과 기분 안정에 도움을 줄 수 있다.

또한 트립토판은 신경계 기능에 관여하는 키누레닌과 키누레닉산의 전구체이기도 하여, 신경계 건강과 면역체계 균형 유지에 기여한다. 면역세포의 생성과 활동을 지원해 감염 예방과 면역반응 강화에도 도움을 줄 수 있다.

급원 식품: 트립토판은 다양한 식품에 포함되어 있으며, 특히 단백질이 풍부한 식품에 많이 들어 있다. 대표적으로는 칠면조, 닭고기, 소고기 같은 육류와 가금류, 연어·참치·대구 등 생선과 해산물, 우유·치즈·요거트 같은 유제품, 콩·두부·렌틸콩·아몬드·호두·땅콩 등의 콩류 및 견과류가 있다. 또한 귀리, 현미, 통밀빵, 그리고 바나나와 같은 일부 과일에도 소량 포함되어 있다.

섭취 팁: 트립토판은 탄수화물과 함께 섭취하면 뇌로 전달되는 비율이

높아진다. 따라서 통곡물, 과일, 채소와 함께 먹으면 좋다. 수면 개선을 원한다면 저녁 식사나 간식으로 따뜻한 우유나 견과류를 적절히 섭취하는 것도 도움이 될 수 있다. 과잉 섭취로 인한 부작용은 드물지만, 균형 잡힌 식단을 통해 자연스럽게 얻는 것을 권장한다.

● 페닐알라닌

페닐알라닌은 체내에서 합성되지 않는 필수 아미노산으로, 반드시 음식이나 보충제를 통해 섭취해야 한다. 페닐알라닌은 단백질 합성의 기본 구성 요소로 사용되며, 신경전달물질과 색소의 전구체로서 중요한 역할을 한다. 페닐알라닌은 체내에서 타이로신으로 전환되며, 타이로신은 다시 도파민, 노르에피네프린(노르아드레날린), 에피네프린(아드레날린)과 같은 신경전달물질의 생성에 사용된다. 이들 신경전달물질은 기분과 스트레스 반응, 주의력 유지 등에 관여한다. 또한 페닐알라닌은 피부, 머리카락, 눈의 색을 결정하는 색소인 멜라닌의 생성에도 사용되는데, 이는 타이로신으로 전환된 뒤 멜라닌 생합성 경로를 통해 이루어진다.

페닐알라닌을 분해하는 효소인 페닐알라닌 하이드록실레이스가 결핍된 선천성 대사질환인 페닐케톤뇨증(PKU) 환자는 페닐알라닌이 체내에 축적되어 신경계 손상 등을 일으킬 수 있으므로 반드시 저페닐알라닌 식이를 유지해야 한다. PKU는 신생아 선별검사를 통해 조기에 진단되며, 전문의 지시에 따라 식단 관리와 특수 조제식을 사용해야 한다.

급원 식품 : 페닐알라닌은 단백질이 풍부한 대부분의 식품에 포함되어 있다. 주된 급원으로는 소고기 · 돼지고기 · 닭고기 등의 육류, 연어와

참치 같은 생선류, 우유·치즈·요거트 같은 유제품, 두부·렌틸콩·아몬드·땅콩 등의 콩류와 견과류, 귀리·통밀·현미 등의 곡류가 있다.

섭취 팁: 일반인은 균형 잡힌 단백질 식단만 유지해도 충분한 페닐알라닌을 섭취할 수 있으니, 따로 걱정할 필요는 없다. 필요에 따라 PKU 환자는 반드시 전문의 지침에 따라 관리해야 하며, 일반인은 자연 식품을 통해 안전하게 다양한 단백질 식품을 골고루 섭취하는 것이 가장 좋다.

● **메티오닌**

메티오닌은 체내에서 합성되지 않는 필수 아미노산으로, 반드시 음식이나 보충제를 통해 섭취해야 한다. 메티오닌은 단백질 합성의 시작 신호 역할을 하며, 강력한 항산화제인 글루타티온의 생성에 관여한다. 메티오닌은 체내에서 호모시스테인으로 변환된 뒤 시스테인으로 전환되어 글루타티온 합성에 활용된다. 글루타티온은 간에서 해독 작용을 수행하며, 세포 손상을 막고 체내 독성물질 제거를 돕는다.

또한 메티오닌은 지방 대사에 관여해 지방의 과도한 축적을 방지하고, 콜레스테롤 수치를 적절히 유지하는 데 도움을 준다. 메티오닌은 직접적인 에너지원이라기보다는 에너지 대사 과정과 메틸화 반응에 기여하여 신체 활동과 운동 시 중요한 역할을 한다. 메티오닌은 황(S)을 포함한 아미노산이므로, 황 화합물에 민감한 사람이라면 과잉 섭취를 피해야 한다.

급원 식품: 메티오닌은 주로 동물성 단백질 식품과 일부 식물성 식품에 풍부하다. 육류와 가금류에서는 소고기, 돼지고기, 닭고기에 많이 함유

되어 있으며, 연어·참치·대구·조개류 같은 생선과 해산물에도 풍부하다. 유제품 중에서는 우유, 치즈, 요거트 등이 좋은 공급원이다. 또한 대두·두부·렌틸콩과 같은 콩류와 아몬드·땅콩 같은 견과류에도 메티오닌이 들어 있으며, 귀리·현미·통곡물 등 곡류에서도 일정량을 얻을 수 있다. 균형 잡힌 식단으로 다양한 식품을 함께 섭취하면 메티오닌을 충분히 보충할 수 있다.

섭취 팁: 메티오닌은 일반적인 균형 잡힌 단백질 식단에서 충분히 공급된다. 채식을 주로 하는 사람은 콩류나 견과류, 곡류를 다양하게 섭취해 부족하지 않도록 하는 것이 좋다. 메티오닌 대사가 원활하려면 비타민 B_6, 비타민B_{12}, 엽산이 함께 필요하므로 이를 골고루 섭취하는 것이 중요하다. 황에 민감한 경우 고용량 보충제 사용은 주의해야 한다.

● 트레오닌

트레오닌은 체내에서 자체적으로 합성되지 않는 필수 아미노산으로, 반드시 음식이나 보충제를 통해 섭취해야 한다. 트레오닌은 단백질 합성의 기본 구성 요소로 사용되며, 신체 조직의 성장과 유지에 중요한 역할을 한다. 트레오닌은 평소에는 주로 단백질 합성에 쓰이지만, 저단백식이나 단백질 결핍 상태에서는 보조적인 에너지원으로 사용될 수 있으며, 지방 대사에도 일부 관여하여 간에서 지방이 과도하게 축적되지 않도록 돕고 지방의 균형을 유지하는 데 기여한다.

또한 트레오닌은 신경계 기능을 정상적으로 유지하는 데 중요한 역할을 하며, 다른 아미노산으로 전환되어 신경전달물질의 합성과 신경세포

간의 원활한 소통을 지원한다. 직접적인 항산화제 역할은 하지 않지만, 트레오닌은 대사 과정에서 글라이신, 세린 등으로 전환되어 활성산소로부터 세포를 보호하고 간 해독 기능에도 간접적으로 기여할 수 있다.

급원 식품 : 트레오닌은 다양한 단백질 식품에 풍부하게 함유되어 있으며, 주로 육류(소고기, 닭고기, 돼지고기 등), 생선과 해산물(연어, 참치, 대구 등), 유제품(우유, 치즈, 요거트 등), 콩류(대두, 두부, 렌틸콩 등), 견과류(아몬드, 호두, 땅콩 등), 곡류(현미, 귀리, 통곡물 등)에 고르게 들어 있다.

섭취 팁 : 트레오닌은 균형 잡힌 단백질 식단을 통해 충분히 공급될 수 있으므로, 특별한 보충제 없이도 다양한 식품을 골고루 섭취하는 것이 좋다. 특히 식물성 식품 위주 식단을 따를 경우 콩류와 곡류, 견과류를 함께 섭취하면 부족하기 쉬운 트레오닌을 보충하는 데 도움이 된다. 단백질 흡수율을 높이기 위해 신선한 단백질 식품을 적절한 조리법으로 섭취하고, 필요하다면 전문가와 상의해 균형 있게 보충제를 활용하는 것도 방법이 될 수 있다.

● **이소류신**

이소류신은 체내에서 자체적으로 합성되지 않는 필수 아미노산으로, 반드시 음식이나 보충제를 통해 섭취해야 한다. 이소류신은 류신, 발린과 함께 대표적인 분지쇄 아미노산(BCAA)으로, 단백질 합성의 기본 구성 요소이자 근육 조직에서 직접 에너지원으로 사용된다. 특히 과격한 운동이나 신체 활동 시 근육 내 단백질 합성을 촉진하고 단백질 분해를 억제하여 근육 회복과 성장에 도움을 준다. 또한 운동 성능 향상과 지구력 유지, 운동 중 피로도 감소에 긍정적인 영향을 줄 수 있다. 이소류신은 면역체계의 중요한 구성 요소인 림프구 등 면역세포의 생성과 활동에도 관여해 면역 기능 강화에도 기여한다. 따라서 운동을 하는 사람들에게는 근육 보호와 회복을 위해 더욱 중요한 아미노산이다.

급원 식품: 이소류신은 주로 단백질이 풍부한 식품에서 얻을 수 있다. 소고기·돼지고기·닭고기 같은 육류와 연어·참치·대구 등의 생선류, 우유·치즈·요거트 같은 유제품이 좋은 공급원이다. 또한 대두·두부·렌틸콩 같은 콩류와 아몬드·호두 등의 견과류, 통곡물에도 소량 포함되어 있다.

섭취 팁: 운동을 하는 사람이라면 운동 직후 단백질 식품이나 BCAA 보충제를 함께 섭취하면 근육 회복과 성장에 도움을 받을 수 있다. 이소류신은 류신, 발린과 함께 균형 있게 섭취하는 것이 좋으며, 평소 균형 잡힌 단백질 식단을 통해 자연스럽게 충분한 양을 섭취하는 것이 가장 바람직하다.

● **류신**

류신은 체내에서 합성되지 않는 필수 아미노산으로, 반드시 음식이나 보충제를 통해 섭취해야 한다. 류신은 단백질 합성을 자극해 근육 성장과 회복에 기여하고, 근육 손실을 방지하며, 특히 고강도 운동 후 빠른 회복을 돕는다. 운동 중에는 에너지원으로 사용되어 지구력 운동에 도움이 되고, 인슐린 분비를 촉진해 혈당 조절에도 기여한다.

또한 단백질 합성을 통해 면역체계의 기능을 지원하고, 회복 과정 전반에 중요한 역할을 한다. 특히 운동을 하는 사람들에게는 근육 유지와 성장에 필수적인 아미노산으로 꼽힌다.

급원 식품: 류신은 육류(소고기, 돼지고기, 닭고기 등), 생선(연어, 참치, 대구 등), 유제품(우유, 치즈, 요거트 등), 달걀, 콩류(대두, 두부, 렌틸콩 등), 견과류(아몬드, 땅콩 등), 통곡물(귀리, 현미 등)에 풍부하다.

섭취 팁: 류신은 단백질이 풍부한 식품을 골고루 섭취하면 자연스럽게 충분한 양을 얻을 수 있다. 특히 운동 전후에는 단백질 식품이나 단백질 보충제를 활용해 류신을 함께 섭취하면 근육 회복과 성장에 도움이 된다. 균형 잡힌 식단으로 다양한 단백질원을 챙기는 것이 중요하다.

● **발린**

발린은 인체에서 자체적으로 합성되지 않는 필수 아미노산으로, 반드시 음식이나 보충제를 통해 섭취해야 한다. 발린은 다른 아미노산과 함께 단백질을 합성하는 데 사용되며, 특히 근육 조직의 성장과 유지에 중요한 역할을 한다. 발린은 운동 중 에너지원으로 사용될 수 있어 고강도 운동이나 지구력 운동에서 중요한 역할을 한다.

또한 발린은 근육 단백질 분해를 억제해 근손실을 방지하고 근육 회복과 성장에 도움을 준다. 발린은 운동 성능을 향상시키고 피로도를 줄여주며, 면역세포의 에너지원으로 활용되어 면역 기능 유지에도 기여할 수 있다. 이러한 이유로 발린은 운동을 하는 사람들에게 특히 중요한 아미노산이다.

급원 식품: 발린은 다양한 단백질 식품에 풍부하게 들어 있으며, 특히

육류, 가금류(닭고기, 칠면조), 생선(연어, 참치 등), 유제품(우유, 치즈, 요거트)에서 많이 얻을 수 있다. 또한 대두, 렌틸콩, 두부 같은 콩류와 아몬드, 땅콩 등의 견과류에도 비교적 많이 함유되어 있다. 곡류 중에서는 귀리, 현미, 통밀 등 통곡물이 좋은 급원이다.

섭취 팁: 발린은 균형 잡힌 단백질 식단으로도 충분히 섭취할 수 있으나, 근육 성장과 회복이 중요한 운동 선수나 활동량이 많은 사람은 필요에 따라 단백질 보충제를 함께 활용할 수도 있다. 탄수화물과 함께 섭취하면 아미노산의 체내 흡수와 근육 합성이 더욱 원활해지므로 균형 잡힌 식단을 유지하는 것이 중요하다.

● **히스티딘**

히스티딘은 성장기 어린이와 회복기에 특히 중요한 조건부 필수 아미노산으로, 단백질 합성의 기본 구성 요소로 사용된다. 히스티딘은 체내에서 히스타민으로 전환되어 면역반응, 위산 분비 조절, 신경 전달 등 다양한 생리 작용에 관여한다.

또한 히스티딘은 이미다졸 고리를 통해 체내 산-염기 균형을 유지하는 데 도움을 주며, 항산화 효소의 구성 요소로 작용해 세포를 산화 스트레스로부터 보호한다. 히스타민의 작용은 뇌 기능과 신경계 건강에도 영향을 미치며, 면역체계의 정상적인 기능을 지원하는 데 기여한다.

급원 식품: 히스티딘은 다양한 단백질 식품에 고루 포함되어 있으며, 특히 성장기 어린이나 회복기 환자는 충분히 섭취하는 것이 중요하다. 주요 공급원으로는 육류(소고기, 돼지고기, 닭고기), 생선(참치, 연어, 대구),

유제품(우유, 치즈, 요거트), 콩류(대두, 두부, 렌틸콩), 견과류(아몬드, 땅콩), 곡류(현미, 귀리, 통밀빵) 등이 있다.

섭취 팁: 히스티딘은 균형 잡힌 단백질 식단을 통해 자연스럽게 충분히 섭취할 수 있으므로, 육류와 생선, 유제품, 콩류 등을 골고루 섭취하는 것이 좋다. 특히 성장기 어린이나 회복기에는 단백질이 풍부한 식단으로 히스티딘과 다른 필수 아미노산을 함께 섭취하는 것이 도움이 된다. 특별한 과잉 부작용은 보고된 바가 거의 없지만, 단백질 보충제에 의존하기보다는 자연식품을 통해 섭취하는 것이 권장된다.

● **아르기닌**

아르기닌은 유아기에는 필수 아미노산으로 분류되지만, 성인에게는 조건부 필수 아미노산으로 분류된다. 평상시에는 체내에서 일부 합성되지만 성장기나 상처 회복기, 격렬한 운동을 하는 경우에는 필요량이 늘어나 음식이나 보충제를 통해 보충하는 것이 중요하다.

아르기닌은 운동 선수나 근육 성장을 원하는 사람들에게 특히 중요하며, 혈류 개선에도 도움을 준다. 아르기닌은 다른 아미노산과 함께 단백질 합성에 사용되며, 성장호르몬의 분비를 촉진해 근육 성장과 회복을 돕고, 남성 생식기관에서 정자 생성과 운동성 유지에도 중요한 역할을 한다.

또한 아르기닌은 혈관 내피세포에서 질소원으로 작용해 일산화질소(NO)를 생성하는데, 일산화질소는 혈관을 확장시켜 혈류를 개선하고 심혈관 건강을 지원하며 혈압 조절에도 도움을 준다. 만약 일산화질소가 부족하면 혈류 장애로 인해 동맥경화, 고혈압, 발기부전 등이 발생할 수 있다. 더불어 일산화질소는 면역세포를 활성화해 항바이러스, 항균, 항암 기능을 강화하고, 우리 몸이 질병과 감염으로부터 스스로를 방어할 수 있도록 돕는다.

급원식품: 아르기닌은 다양한 단백질 식품에 풍부하게 들어 있으며, 특히 육류(소고기, 돼지고기, 닭고기 등), 생선(연어, 참치, 고등어 등)과 해산물, 유제품(우유, 치즈, 요거트), 콩류(대두, 렌틸콩, 두부), 견과류와 씨앗류(호두, 아몬드, 땅콩, 해바라기씨) 등에 많이 함유되어 있다.

섭취 팁: 아르기닌은 일반적인 균형 잡힌 식단으로 충분히 공급되지만, 격렬한 운동을 하거나 회복이 필요한 경우라면 음식만으로는 부족할 수 있으므로 보충제를 활용하는 것도 도움이 된다. 다만 과잉 섭취는 소화 불편이나 복통을 유발할 수 있으므로 반드시 권장량을 지키고, 필요하다면 전문가의 조언에 따라 보충제를 선택하는 것이 바람직하다.

살펴본 10가지 필수 아미노산은 주로 고기, 생선, 유제품, 콩류, 견과류, 씨앗류 등 다양한 단백질 공급원에 골고루 포함되어 있다. 필요하다면 균형 잡힌 식단으로 충분히 섭취할 수 있으며, 부족하다면 아미노산 보충제를 활용할 수 있다. 다만 과잉 섭취는 소화 불편 등을 유발할 수 있으므로 권장 섭취량을 지키고, 전문가의 조언에 따라 섭취하는 것이 좋다.

비필수 아미노산

비필수 아미노산은 체내에서 당질의 중간 대사물과 질소, 또는 필수 아미노산으로부터 합성될 수 있는 아미노산으로, 현재까지 11가지가 알려져 있다. 다만 아르기닌과 시스테인 등 일부는 성장기, 질병, 상처 등 특정 상황에서 외부 공급이 필요한 조건부 필수 아미노산으로도 분류된다.

- **알라닌** : 단백질 합성, 포도당 생성, 근육 에너지 공급 등에 관여한다.
- **아르기닌** : 면역체계 지원, 상처 치유, 일산화질소(NO) 생성 등에 필요하다.
- **아스파라긴** : 신경전달물질과 핵산 생성에 필요하다.
- **아스파르트산** : 단백질 합성, 대사 조절, 신경전달물질 생성 등에 관여한다.
- **시스테인** : 단백질 구조 형성, 항산화 작용, 세포 신호 전달 등에 필요하다.
- **글루타민** : 면역체계 지원, 단백질 합성, 질소 균형 유지 등에 중요한 역할을 한다.
- **글루탐산** : 신경전달물질, 단백질 합성, 대사 조절 등에 관여한다.
- **글리신** : 단백질 합성, 세포 구조 유지, 항산화 작용 등에 필요하다.
- **프롤린** : 단백질 구조 형성, 세포 신호 전달 등에 관여한다.
- **세린** : 단백질 합성, 지방 대사, 신경전달물질 생성 등에 필요하다.
- **티로신** : 신경전달물질, 호르몬, 색소 생성에 필요하다.

이러한 비필수 아미노산은 각각 다양한 역할을 수행하며 인체의 성장과 유지, 에너지 생산, 면역 기능 등에 중요한 영향을 미친다. 대부분은 균형 잡힌 단백질 식품을 통해 충분히 공급할 수 있으며, 일부는 상황에 따라 조건부로 외부 보충이 필요할 수도 있다.

비필수 아미노산은 고기, 생선, 달걀, 콩류, 견과류, 해조류 등 다양한 단백질 식품에 골고루 들어 있으므로 특별한 보충제에 의존하기보다는 자연식을 중심으로 여러 식품을 균형 있게 섭취하는 것이 몸에 무리가 없고 가장 안전한 방법이다.

	10가지 필수 아미노산의 주요 기능 요약	
필수 아미노산	리신	단백질 합성, 칼슘 흡수 촉진, 면역력 강화, 콜라겐 형성
	트립토판	세로토닌·멜라토닌 전구체로 기분·수면 조절, 면역 기능 지원
	페닐알라닌	타이로신으로 전환되어 도파민·노르에피네프린·에피네프린 생성, 멜라닌 합성
	메티오닌	글루타티온 생성(항산화), 지방 대사 조절, 간 해독
	트레오닌	단백질 합성, 지방간 예방, 신경계 기능 유지
	이소류신	에너지원, 근육 회복, 지구력 향상, 면역세포 생성 지원
	류신	근육 합성 자극, 근 손실 방지, 인슐린 분비 촉진, 운동 후 회복
	발린	근육 회복·발달, 에너지원, 피로 감소, 면역 기능 유지
	히스티딘	히스타민 전구체로 면역·소화·신경 전달에 기여, 산-염기 균형 유지
	아르기닌	성장호르몬 촉진, NO(일산화질소) 생성으로 혈류 개선, 면역력 강화, 상처 치유

에필로그

기대수명이 120세 시대가 된 요즘은 노후의 건강 문제가 더 크게 부각되고 있다. 기대수명은 늘어나는데 건강수명은 별로 늘어나지 않고 있기에 나이 들어서도 건강하게 사는 게 중요한 이슈다. 오래 살아도 아프지 않아야 가족이나 주위 사람들에게 폐를 끼치지 않고 하루하루 밝고 신명나게 살 수 있다. 그러므로 자신의 몸을 지키는 기술을 하나 정도는 확실하게 가지고 있어야 한다.

건강이란 이처럼 중요하다. 건강은 건강할 때 지켜야 한다. 건강법도 건강할 때 공부해야 한다. 질병이 깊어져서 병원에 의존해서는 이미 늦다. 마음이 조급해져서 건강법이 눈에 들어오지 않는다.

건강이 중요하다는 것은 누구나 알지만, 건강하게 사는 방법을 터득하는 사람은 극소수이다. 아프면 무조건 병원 가는 게 상식이니 건강법을 배우려고도 하지 않는다. 아니, 건강하게 사는 법이 있는지도 모른다. 5년, 10년 약을 먹고도 낫지 않는다면 현재 치료법이 유효하지 않으니 다른 방법을 강구해봐야 하지 않는가? 그걸 알면서도 마땅한 방법이 없다면 이 책을 읽어보길 권한다. 전 세계 사람들이 추앙한 애플 창업자 스티브 잡스도 병상에 누워 죽어가면서 '왜 내가 건강하게 사는 법에 대해 책도 안 읽고 공부도 하지 않았던가' 후회하면서 죽었다고 하지 않는가. 잡스가 돈이 없어서, 곁에 유명한 의사가 없어서 50대 중반에 사망했겠는가? 건강은 돈이 있다고, 세계적인 주치의가 옆에 있다고 지킬 수 있는 게 아니다.

건강은 오직 나만이 지킬 수 있다. 내 생각이 바뀌어야 내 건강을 지킬 수 있다. 건강법도 원리만 알면 간단하다. 자전거 타는 법도, 운전하는 법도, 요리하는 법도 처음에는 누구나 낯설고 생소하지만 원리를 이해하고 방법을 배우고 몸에 익히면 쉽듯이 건강법도 마찬가지다. 건강법은 학교에서 가르쳐주지 않는다. 심지어 의사들도 의과대학에서 배우지 못했다. 의사들은 약물 처방과 수술에 능할 뿐이다.

사실 건강법에 대해서는 누구나 한마디씩 할 수 있다. 매스컴에서 얼마나 많은 건강 정보를 다루는가? 그러나 많은 사람이 하고 있는 것, 많은 사람이 알고 있는 건강 상식이 진실이 아닌 것이 많다. 오히려 잘못된 상식을 진실처럼 믿고 실천하면서 건강을 해치는 경우도 많다. 때로는 '억측'이 '진실'로 포장되고, '예측'에 불과한 것이 '사실'이라는 이름으로 알려지기도 한다.

인체는 전체가 연결된, 하나의 정밀한 유기체다. 한 군데가 고장이 나면 반드시 다른 곳도 고장이 나고, 그렇게 연쇄적으로 전신의 건강 시스템에 영향을 미친다. 따라서 우리가 건강에 접근할 때는 통합적인 시각으로 봐야 한다. 증상과 병소 같은 일부분만 보고 질병을 치료하려고 하면 부작용이 생기고 평생 질병에서 벗어날 수 없다.

이 책은 필자가 20년 이상 주위 사람들에게 건강법과 영양에 대한 자문과 조언을 해주면서 얻은 건강 지식과 많은 임상 체험을 통해 터득한 지식을 담았기에 단순한 이론서가 아니다. 피가 어떻게 만들어지며, 물과 공기와 영양소가 오장육부와 어떻게 상호작용하면서 인체를 건강하게 만들어가는지를 설명하고 있다. 오장육부를 구조적으로 단편적으로 해부학적으로만 보면 복잡하고 이해하기 어렵다. 그 구조나 기능 이면에서 작동하는 원리를 깨우쳐야 질병 치료를 할 수 있고, 인체에 대한 의문이 풀리고, 올바른 치료법을 선택할 수 있다. 자신의 몸이 왜 아픈지, 어떻게 해야 근본적으로 병에서 벗어날 수 있는지, 영양요법은 어떻게 써야 하는지도 이 책에서 알려드렸다.

오장육부의 건강법도 원리를 터득하면 아주 심플하고 강력하다. 이 책을 읽고 공부하면 후천적으로 생기는 질병에 대해 걱정이 없어질 것이다. 또한 가족이나 가까운 이웃들에게 건강을 코칭해줄 수도 있을 것이다. 인연이 된다면 필자의 Zoom 강의 '오픈 건강교실 10주 과정'과 '건강코칭 교실 10주 과정'을 들을 수 있기를 기대한다.

'나무만 보지 말고 숲을 보아야 한다'는 유명한 격언이 있다. 이것이 가장 필요한 곳이 바로 건강 분야이다. 부디 이 책을 통해서 많은 이가 보다 건강하고 행복하게 살아갈 수 있기를 기원한다.

감사의 글

건강서는 《시크릿! 건강 핸드북》, 《BSPS, 몸과 삶을 바꾸는 기적》 전자책에 이어 5년 만에 썼다. 원래 전공과는 결이 다르지만, 많은 분들이 읽고 사랑해주셔서 용기를 내서 다시 썼다. 지혜도 경험도 부족하지만 미션과 비전을 주셔서 끝까지 책을 쓰도록 인도해주신 하나님께 감사를 드린다.

언제나 그렇듯 책이 나올 때마다 아이디어와 영감을 주고 어려움을 같이 견뎌온 소중한 분들에게도 감사의 말을 전하고 싶다.

건강에 눈을 뜨게 해준 많은 건강 전문가 분들과 저자들, 그리고 아내와 사업 파트너들, 사랑하는 아이들 장정원·장정우·장정민과 지지해준 양가 가족들, 친구들에게도 고마움을 전하고 싶다.

이 책은 단순히 이론서는 아니고 실제 건강코칭이나 강의를 하면서 다뤘던 건강 주제들을 정리한 것이고, 많은 질병 사례에 대한 임상들을 보고 관찰한 결과가 반영된 것이라 글 수위를 조정하기가 어려웠다. 관련 정보를 공유해준 피닉스그룹의 모든 식구들께 감사를 드린다.

마지막으로, 책이 나오기까지 문장 하나 그림 하나 정성스럽게 봐주고 읽기 좋게 편집해주고 유통까지 세세하게 신경 써주신 전나무숲 강효림 대표님과 곽도경 편집장님께도 고마움을 표한다. 전나무숲출판사가 있기에 원고가 부족해도 안심하고 책을 쓸 수 있었다.

  또 이 책을 읽고 주위 사람들에게 추천해주시는 분들과 미래의 독자 여러분에게도 미리 감사를 드린다. 모두 건강복 받으시고 누리시길 기원한다.

참고자료&문헌

참고 자료

- 네이버 지식백과, 관절 (서울대학교병원 신체기관정보)
- 네이버 지식백과, 류마티스관절염 (서울대학교병원 의학정보, 서울대학교병원)
- 네이버 지식백과, 유방 (서울대학교병원 신체기관정보)
- 네이버 지식백과, 유방 질환 (해부 병태생리로 이해하는 SIM 통합내과학 4 : 호흡기, 2013년 3월 21일)
- 네이버 지식백과, 칼슘 (박명윤·이건순·박선주, 파워푸드 슈퍼푸드)
- 네이버 지식백과, 피부 (동물학백과)
- 네이버 지식백과, 호르몬 (서울대학교병원 신체기관정보)
- 네이버 지식백과, 달팽이관 [cochlear duct] (동물학백과)
- 이원영, 고혈압약 부작용 잘 알아야, LA중앙일보 건강칼럼, 2018년 8월 1일
- 한희준, 우리 몸의 균형추 미네랄 제대로 알기, 헬스조선, 2017년 12월 4일

참고 문헌

- 곤도 마코토, 《약에게 살해당하지 않는 47가지 방법》, 더난출판사
- 구희연·이은주, 《대한민국 화장품의 비밀》, 거름
- 김명하, 《자연치유와 장부학》, 디자인통
- 김상원, 《만성 염증을 잡아야 만성질환이 낫는다》, 상상나무
- 김형민, 《맹라 한의학의 비밀》, 유한문화사
- 권오길, 《인체기행》, 지성사
- 다나카 에츠로, 《내 몸안의 지식여행 인체생리》, 전나무숲
- 데라다 다케시, 《질병은 우리 몸에서 어떻게 시작될까》, 전나무숲
- 리타 슈티엔스, 《깐깐한 화장품 사용설명서》, 전나무숲
- 마이클 머레이 외 1인, 《백과사전 자연의학》, 전나무숲

- 미야자와 겐지, 《영양제 처방을 말하다》, 청홍
- 박용우, 《지방 대사 켜는 스위치온 다이어트》, 루미너스,
- 버나드 젠센, 《더러운 장이 병을 만든다》, 국일미디어
- 사카시타 사카에, 《좋은 엄마가 알아야 할 환경 상식》, 미토
- 생명영양연구소, 《건강솔루션 아카데미》, 비매품
- 셔어, 《해부생리학》, 교보문고
- 셔우드, 《동물생리학》, 라이프사이언스
- 손상대, 《역삼투압 정수기가 사람 잡는다》, 서영출판사
- 솔로몬, 《생물과학》, 월드사이언스
- 스테이시 맬컨, 《화장품 회사가 당신에게 알려주지 않는 진실》, 예지
- 안드레아스 모리츠, 《암은 병이 아니다》, 에디터
- 에베 코지, 《탄수화물과 헤어질 결심》, 세이버스
- 오모리 다카시, 《경피독》, 삼호미디어
- 오새은, 《음식이 나다》, 북카라반
- 이경원, 《우리 집 주치의 자연의학 1-질병편》, 동아일보사
- 이시하라 유미, 《몸이 원하는 장수요법》, 전나무숲
- 이예영 외 4인, 《피부과학》, 군자출판사
- 장영, 《시크릿! 건강 핸드북》, 전나무숲
- 장영, 《BSPS, 몸과 삶을 바꾸는 기적》 전자책
- 전나무숲 편저, 《감기약의 불편한 진실》, 전나무숲
- 전나무숲 편저, 《호르몬 건강법》, 전나무숲
- 조한경, 《환자혁명》, 에디터
- 최송철, 《장청몸청》, 공감
- 티모시 브랜틀리, 《자연치유력》, 전나무숲

KAIST 장영 박사의 건강코칭 가이드
건강을 살리는 인체 시스템의 비밀 2

초판 1쇄 발행 | 2025년 7월 22일
초판 2쇄 발행 | 2025년 8월 14일

지은이 | 장영
펴낸이 | 강효림

편집 | 곽도경
표지디자인 | 최치영
내지디자인 | 주영란

용지 | 한서지업㈜
인쇄 | 한영문화사

펴낸곳 | 도서출판 전나무숲 檜林
출판등록 | 1994년 7월 15일·제10-1008호
주소 | 10544 경기도 고양시 덕양구 으뜸로 130
위프라임트윈타워 810호
전화 | 02-322-7128
팩스 | 02-325-0944
홈페이지 | www.firforest.co.kr
이메일 | forest@firforest.co.kr

ISBN | 979-11-93226-65-0 (04510)
ISBN | 979-11-93226-63-6 (세트)

※ 책값은 뒷표지에 있습니다.
※ 이 책에 실린 글과 사진의 무단 전재와 무단 복제를 금합니다.
※ 잘못된 책은 구입하신 서점에서 바꿔드립니다.